Göttliche Magie
Band 1

Heinz Krug

Erste Auflage: Februar 2024
Verlag: Heinz Krug
Autor E-Mail-Kontakt: heinz@göttlichemagie.com
Webseite: göttlichemagie.com

Haftungsausschluss

Inhalt des Buchs

Autor, Herausgeber und Verlag übernehmen keinerlei Gewähr für die Aktualität, Korrektheit, Vollständigkeit oder Qualität der bereitgestellten Informationen. Haftungsansprüche gegen den Autor oder den Verlag, welche sich auf Schäden materieller oder ideeller Art beziehen, die durch die Nutzung oder Nichtnutzung der dargebotenen Informationen bzw. durch die Nutzung fehlerhafter und unvollständiger Informationen verursacht wurden, sind grundsätzlich ausgeschlossen, sofern seitens des Autors kein nachweislich vorsätzliches oder grob fahrlässiges Verschulden vorliegt.

Gesundheit

Dieses Buch hat den Zweck, unseren Lesern Informationen über die besprochenen Themen bereitzustellen. Dieses Buch soll nicht dazu benutzt werden, um medizinische Krankheitsbilder zu diagnostizieren oder zu behandeln. Für die Diagnose oder Behandlung medizinischer Probleme holen Sie den Rat ihres Arztes. Herausgeber, Autor oder Verlag sind nicht verantwortlich für die Gesundheits- oder Allergiebedürfnisse, die einer medizinischen Überwachung bedürfen und sind auch nicht haftbar für Schäden oder negative Auswirkungen irgendwelcher Behandlungen, Tätigkeiten, Anwendungen oder Mittel für Personen, die dieses Buch lesen. Referenzen gelten nur als Information und nicht als Empfehlung irgendwelcher Webseiten oder anderer Quellen.

Urheber- und Kennzeichenrecht

Der Autor ist bestrebt, in allen Publikationen die Urheberrechte der verwendeten Bilder, Grafiken, Tondokumente, Videosequenzen und Texte zu beachten, von ihm selbst erstellte Bilder, Grafiken, Tondokumente, Videosequenzen und Texte zu nutzen oder auf lizenzfreie Grafiken, Tondokumente, Videosequenzen und Texte zurückzugreifen.

Alle innerhalb des Buchs genannten und ggf. durch Dritte geschützten Marken und Warenzeichen unterliegen uneingeschränkt den Bestimmungen des jeweils gültigen Kennzeichenrechts und den Besitzrechten der jeweiligen eingetragenen Eigentümer. Allein aufgrund der bloßen Nennung ist nicht der Schluss zu ziehen, dass Marken nicht durch Rechte Dritter geschützt sind! Das Copyright für veröffentlichte, vom Autor selbst erstellte Objekte bleibt allein beim Autor des Buchs. Eine Vervielfältigung oder Verwendung solcher Grafiken, Tondokumente, Videosequenzen und Texte in anderen elektronischen oder gedruckten Publikationen ist ohne ausdrückliche Zustimmung des Autors nicht gestattet.

Rechtswirksamkeit dieses Haftungsausschlusses

Sofern Teile oder einzelne Formulierungen dieses Haftungsausschlusses der geltenden Rechtslage nicht, nicht mehr oder nicht vollständig entsprechen sollten, bleiben die übrigen Teile des Dokuments in ihrem Inhalt und ihrer Gültigkeit davon unberührt.

ISBN 978-0-9955961-8-4
göttlichemagie.com
10 9 8 7 6 5 4 3 2

Für die Rose des Himalaya

Inhaltsverzeichnis

Inhaltsverzeichnis 4
Vorwort 7

1. Die Suche nach Wahrheit 11

Die Reise vor uns 11
Das Ziel unserer Reise 12
Was ist Wahrheit? 13
Gibt es die eine Wahrheit? 14
Sprachen sind die Fahrzeuge 14
Reisestationen 15
Können wir Wahrheit objektiv erkennen? 16
Energieerhaltung – wahr oder unwahr? 17
Wie gelingt die objektive Suche nach Wahrheit? 18
Können wir Wahrheit auch subjektiv erkennen? 19
Wie gelingt die subjektive Suche nach Wahrheit? 19

2. Verschiedene Sprachen 20

Eine Wirklichkeit und viele Wahrheiten 20
Sprache der vedischen Wissenschaft 21
Sprache der vedischen Klangstruktur 25
Sprache der Mathematik 27
Sprache der klassischen Physik 28
Sprache der Quantenphysik 29
Das Einheitliche Feld - Eine ungeeignete Sprache 31
Sprache der vedischen Mythologie 32
Sprache der vedischen Laute 35
Sprache der Gehirnsoftware 36
Parallelen zwischen den Sprachen 40
Intuitives Wissen 41
Göttliche Magie - die Wirkung intuitiven Wissens 42

3. Erkenntnis der Wahrheit 43

Blickwinkel sind unsere Reisestationen 43
Die Wirklichkeit 44
Das Wissen der Wirklichkeit 45
Die Erkenntnis des Veda 46

Die drei Komponenten des Wissens 47
Die einfache Wahrheit 49
Von der Wirklichkeit zur Erkenntnis 50

4. Die Etappen der Reise 51

Wo beginnt die Reise nach der höchsten Wahrheit? 51
Wohin geht die Reise? 51
Satyam Eva Jayate 52
Wahrheit - Der Blick nach oben 57
Manifestation - Der Blick nach unten 62
Der gesamte Weg 63
Wo endet die Reise? 65

5. Himmel und Erde 66

Paramātma - Das höchste Selbst 66
Individuelle Selbste 68
Das Wirken der Devā 69
Die Natur 70
Die Suche nach dem Schatz der höchsten Wahrheit 71

6. Mengen 74

Die ewige Realität 74
Einheit 74
Vielfalt in der Einheit 75
Die Menge 76
Unendlichkeit in der Mathematik 77
Unendliche Mengen 78

7. Gaṇeśa, Herrscher der Mengen 81

Zwei Sprachen zur Beschreibung der Unendlichkeit 81
Gaṇeśa - die Unendlichkeit mit einem Charakter 81
Die leere Menge 84
Die Maus von Gaṇeśa 86
Gaṇeśa Mythologie 87
Gaṇeśa Mantra 88
Grundlagen der Mathematik im Gaṇeśa Mantra 89
Gaṇeśa – der Herrscher der Mathematik 110

8. Bewusstsein 113

Von der Mythologie zur Mengenlehre ... 113
Von der Physik zum Bewusstsein ... 113
Was ist Bewusstsein? ... 115
Die Unendlichkeit des Bewusstseins ... 116
Bewusstseinszustände ... 120
Endlich und unendlich ... 121
Mächtigkeiten der Unendlichkeit ... 122
1. Schlafbewusstsein ... 125
2. Traumbewusstsein ... 127
3. Wachbewusstsein ... 128
4. Reines Bewusstsein ... 129
5. Glücksbewusstsein ... 131
6. Bewusstsein der Allwissenheit ... 133
7. Einheitsbewusstsein ... 140
8. Brahmanbewusstsein ... 143
9. Bewusstsein höherer Unendlichkeiten ... 144

9. Die höchste Realität ... 148

Die erste Etappe unserer Reise ist erreicht ... 148
Die Unendlichkeit der höchsten Realität ... 149
Reflektionen der höchsten Realität ... 151
Die Einheit der höchsten Realität ... 152
Brahman der höchste Herrscher ... 155
Unsterblichkeit durch die Erkenntnis des Brahman ... 162
Einheit von Ātman und Brahman ... 165
Der praktische Zugang zum Brahmanbewusstsein ... 171
Perfektion bringt Frieden ... 172
Reflektionen der absoluten Glückseligkeit ... 173
Das Reflektionsprinzip ... 174
Unendliche Glückseligkeit ... 174

Vorwort

Göttliche Magie? Was ist damit eigentlich gemeint? Ist Magie nicht eher etwas Seltsames, von dem sich viele Menschen fernhalten würden? Andere wiederum lieben Magie und sind mit magischen Büchern und Filmen aufgewachsen. Was in meiner Kindheit noch Märchen und Sagen von fremden Ländern und Zivilisationen waren, hat sich heute zu den Themen Superkräfte, Fantasy und Magie weiterentwickelt. Diese Fragen und Überlegungen sind mir natürlich auch durch den Kopf gegangen, bevor ich mich intuitiv für den Titel Göttliche Magie entschieden habe.

Betrachten wir es einmal wie jemand, der eine Zeitreise aus der Vergangenheit in die Gegenwart gemacht hat. Angenommen jemand wäre aus dem elften Jahrhundert in die heutige Zeit gekommen, so wie es einige lustige Filme, wie zum Beispiel Catweazle, so herrlich dargestellt haben. Dann würde er nahezu alles, was er heute an Technologie anträfe, sofort als Magie bezeichnen. Der Junge, mit dem er sich anfreundete, war für ihn sofort ein großer Magier, weil er die Sonne in einem Glas eingefangen hatte und das Licht mit einem Lichtschalter ein- und ausschalten konnte. Welche Magie für jemand aus dem Mittelalter! Für ihn leben wir alle in einer Welt voller Magie.

Magie ist eigentlich immer die Technologie, die noch nicht richtig verstanden wird. Sobald das tiefere Verständnis einer Technologie erreicht ist, beruht sie nur noch auf Know-How, also auf Wissen. Sobald wir also besser verstehen, warum durch gewisse Technologien ganz bestimmte Wirkungen erreicht werden, ist es für uns keine Magie mehr.

Das gilt auch für Bewusstseinstechnologien, von denen dieses Buch handelt. Was für die meisten Leser wie reine Magie erscheinen könnte, sind in Wirklichkeit Technologien, welche jeder Mensch durch Entwicklung des Bewusstseins erschließen kann. Sie können fabelhafte Wirkungen hervorrufen. Sie sind aber nichts Böses, denn sogar der Allwissende und Allmächtige, also die eine Urquelle des gesamten Universums, benutzt Technologien, die wir einfach noch nicht richtig verstehen. Diese können wir auch mit dem Wort Göttliche Magie bezeichnen.

Wir werden also eintauchen in die Göttliche Magie mit der Absicht, sie immer besser zu verstehen und unser Wissen zu erweitern, so dass wir letztendlich nicht zu Magiern werden, sondern zu Wissenden. Weisheit entsteht aus der Perfektion des Wissens. Das ist unser Ziel. Was wir dann aber erreichen können, ist grenzenlos. Es wird wie Magie erscheinen, wird jedoch nur die Anwendung von Bewusstseinstechnologien sein.

Wenn du bereits andere Bücher von mir gelesen hast, weißt du vermutlich schon, aus welcher Wissenstradition mein spirituelles Wissen stammt. Es ist die vedische Wissenschaft. Das Wissen stammt von Sehern, die von der höchsten Bewusstseinsebene die Realität, so wie sie wirklich ist, direkt erkennen und aussprechen konnten.

Das Wissen wurde dann in der Sprache Sanskrit von Meistern zu Schülern über die Jahrtausende hinweg weitergereicht. Meist wurde es nur mündlich weitergegeben, jedoch genauestens auswendig gelernt, so dass im Laufe der Zeit keine Verfälschungen aufgetreten sind. Erst später wurde es aufgeschrieben. Dadurch haben wir heute noch Zugang zu vielen Originaldokumenten.

Um wirklich an die Essenz der vedischen Originale zu kommen, habe ich selbst Sanskrit gelernt. Zusammen mit meiner jahrzehntelangen, intensiven Bewusstseinsarbeit eröffnete sich mir damit eine Schatzkammer von Wissen, welche vielen anderen Übersetzern verschlossen blieb. Erst vom richtigen Bewusstseinszustand aus können die vedischen Originaltexte richtig verstanden werden. Sie beschreiben alle Arten von Bewusstseinszuständen und das höchste Bewusstsein kann erst dann richtig verstanden werden, wenn es auch gelebt wird.

In meiner eigenen Ausbildung hatte ich das Glück, noch als Jugendlicher einen dieser großen vedischen Meister persönlich kennenzulernen. Ich nenne ihn einfach den Yogi, weil er seinen vollen Namen mit einer Marke schützen ließ und ich keine Markenrechte verletzen möchte. Er war nicht nur ein großer, erleuchteter Seher, sondern auch ein intelligenter indischer Geschäftsmann und erreichte es, dass 10 Millionen Menschen auf der ganzen Welt seine Meditation erlernten. Auch dafür habe ich ihn immer bewundert. Etwa 14 Jahre lang war ich in seinem Gefolge von etwa 200 Menschen, die seine weltweite Meditations-Organisation zentral verwaltet haben. Wir sind mit ihm um die ganze Welt gereist.

Noch mehr als die Verwaltung interessierte mich aber, in das tiefste vedische Wissen einzutauchen. Wunscherfüllung funktionierte bei mir schon damals recht gut und ich schaffte es, in einen ganz kleinen Studienkreis als einer von vier Schülern aufgenommen zu werden, welche das tiefgründigste vedische Wissen vom Meister direkt lernen durften.

Mit meinen guten Elektronikkenntnissen konnte ich ihm helfen, die abstrakten Zusammenhänge des vedischen Wissens anschaulich in elektronischen Schautafeln darzustellen. So ergab es sich, dass ich eine Zeit lang mit nur einem weiteren Kollegen das Neueste in der vedischen Forschung direkt von unserem Yogi enthüllt bekam. So lernte ich viel Insider-Wissen, welches nicht so leicht in Büchern oder Videos zu entdecken ist.

Da ich heute immer noch telepatisch mit meinem Yogi in Kontakt stehe, weiß ich, dass er sehr gerne möchte, dass ich sein spezielles Wissen zur Klangstruktur des Veda einem größeren Publikum präsentiere. Dazu gehören auch einige Papiere in seiner eigenen Handschrift, die er mir in Indien persönlich weitergab und die nirgendwo sonst aufgeschrieben sind. Das werde ich im Band 2 der Göttlichen Magie noch ausführlich darstellen. In diesem ersten Band geht es aber erst einmal um das Erreichen des höchsten Bewusstseinszustands, des Brahmanbewusstseins.

Wie gesagt, ist das höchste Bewusstsein notwendig, um das höchste Wissen richtig zu verstehen. Wissen ist aber auch nötig, um überhaupt in dieses Bewusstsein zu gelangen. So bedingen sich Wissenserweiterung und Bewusstseinerweiterung gegenseitig. Für mich hat es glücklicherweise nicht lange gedauert, in das Einheitsbewusstsein zu kommen. Mein Yogi hat es mir im Jahr 1987 bestätigt und auch anderen mitgeteilt.

Vom Einheitsbewusstsein zum Brahmanbewusstsein ist nur noch ein Schritt in die höchste Unendlichkeit nötig und dieser Schritt ist das Thema dieses Buchs. Mein Yogi hatte die Ansicht, dass es keine Technik gäbe, um zum Einheitsbewusstsein und dann zum Brahmanbewusstsein zu kommen. Er meinte, dass es nur Zeit benötigte, damit sich diese zwei höchsten Bewusstseinzustände entwickeln könnten.

Hier durfte ich aber nach der aktiven Zusammenarbeit mit ihm und seiner Organisation noch etwas Neues entdecken. Mit der Gehirnsoftware-Methode[1] wird die Bewusstseinsentwicklung einfach und schnell. Bei der Gehirnsoftware nummeriere ich die Bewusstseinszustände. GS1 entspricht dem Schlaf, GS2 dem Traum, GS3 dem Wachbewusstsein. Diese Bewusstseinszustände erfährt jeder. Sie sind einfach nur verschiedene Betriebssysteme zwischen denen unser Gehirncomputer hin- und herwechselt.

---

[1] Siehe dazu mein Buch Gehirnsoftware, eine moderne Übersetzung der Yogasūtra des Patañjali.

Nun muss man aber bei einem Computer nicht ein Leben lang die gleichen Betriebssysteme benutzen, die vorinstalliert wurden. So ist es auch mit unserem Gehirn. Es gibt wesentlich effektivere Betriebssysteme und diese kann man nacheinander installieren.

Die zeitaufwändigste Installation ist noch GS4, welches reinem Bewusstsein entspricht. Dafür gibt es gute Mantrameditationen, wie die von meinem Yogi, mit denen man in wenigen Monaten GS4 zumindest zeitweilig installieren kann. Danach geht es richtig flott weiter. GS5 ist das Glücksbewusstsein und heißt auch das Erwachen. Es ist in einem Tag zu erreichen, wenn man weiß, wo der entsprechende Bewusstseinsschalter ist. Auch GS6, das Intuitionsbewusstsein lässt sich schnell erreichen. In einem weiteren Tag ist es installiert und es öffnet den Zugang zu allem Wissen.

Ich weiß, dass sich all das für emsige Bewusstseinsarbeiter fast wie ein Sakrileg anhört. Wie kann es sein, dass wir schon so lange daran arbeiten und es jetzt sofort möglich sein soll? Die Erklärung ist einfach: Jeder hat diese Schatzkammer des Bewusstseins tief in sich selbst. Für den Zugang benötigt man aber den richtigen Schlüssel. Sobald der Schlüssel ins Schloss passt, ist es nur noch ein kurzer Erkenntnisschritt und schon öffnet sich die Tür, welche vorher jahrzehntelang verschlossen war, weil vorher der Schlüssel nicht passte.

Zur Machtversion, der Gehirnsoftware GS7, der Erleuchtung, dem Einheitsbewusstsein brauchen wir mit der Gehirnsoftware-Methode nur vier Tage Installationszeit. Das erscheint im Vergleich zu technischer Computersoftware als sehr lang. Für Menschen, die aber auf anderen Wegen ein Leben lang danach gesucht haben, ist es immer noch recht flott.

Das Brahmanbewusstsein, GS8 ist nun das Thema dieses Buchs Göttliche Magie Band 1. Mit dem Brahmanbewusstsein, dem Bewusstsein der Ganzheit von Allem, dem höchsten Bewusstsein, das der Mensch erreichen kann, öffnet sich die Schatzkammer zur Göttlichen Magie. Dann bleibt nichts mehr unmöglich. Dann können wir alles wissen und alles erreichen. Dann können wir ewig glücklich sein und unser Glück in die Welt ausstrahlen, so dass es als Orientierung für die vielen Sucher der höchsten Wahrheit dient.

Heinz Krug, Februar 2024

1. Die Suche nach Wahrheit

Die Reise vor uns

Liebe Leserin, lieber Leser, in diesem Buch möchte ich dich auf eine Reise mitnehmen. Es ist eine Reise in die Welt der Wahrheit. Was ist Wahrheit? Wahrheit ist kein endgültiges Ziel, an dem man einmal ankommt und dann für immer dort verweilt. Wer sich im Besitz der endgültigen Wahrheit wähnt, heißt es oft, der unterliegt leicht einem Irrtum. Wir werden also darauf achten, unsere Reise nicht vorzeitig zu beenden. Wir möchten immer besser erforschen und entdecken, was die Wahrheit ist. Diese Reise wird sehr erfrischend und belebend sein. Wir können sie immer weiter fortsetzen und die Begeisterung wird immer weiter wachsen.

Die Reise ist das Ziel, heißt es manchmal. Bei unserer gemeinsamen Reise zur Entdeckung der Wahrheit werden wir aber auch Zwischenstationen haben, die wir aus vollem Herzen genießen können.

Diese Reise wird uns selbst verändern und auch unsere Welt. Sie wird ein neues Verständnis der tiefsten Geheimnisse des Universums bringen. Sie wird die Wissenschaften, die Religionen, die Gesellschaftssysteme beeinflussen. Sie wird das Selbstverständnis des Lebens auf der Erde verändern und unendlich bereichern. Sie wird eine neue Wahrnehmung und neue Dimensionen des Denkens eröffnen. Sie wird die Herzen der Menschen öffnen und ihre Intuition auf eine ungeahnte Perfektion anheben. Sie wird Kriege, Zerstörung, Ignoranz, Ausbeutung, Massenhypnose, moderne Sklaverei und Leiden beenden und stattdessen die unendlichen Ressourcen der göttlichen Welt in die irdische Welt bringen. Sie wird den so oft versprochenen Himmel nun wirklich, praktisch umsetzbar auf die Erde bringen. Das wird zu einem Ereignis werden, welches im ganzen Universum ein Echo haben wird. Es wird die Menschheit auf eine neue Stufe heben.

Begleite mich also auf dieser Reise zur Entdeckung der Wahrheit in all ihren vielfältigen Gesichtspunkten, Facetten und Nuancen. Die Wahrheit ist kein in Stein gemeißeltes Dogma. Sie lässt sich nicht einfach mit ein paar Worten ausdrücken. Zur Wahrheit gehört auch ein intuitives Erleben, das häufig nicht mehr in Worte gefasst werden kann. Intuitiv erforschen wir die Wahrheit gründlicher als nur mit Sprache.

Das Ziel unserer Reise

Wenn dir das jetzt vielleicht noch als viel zu viel vorkommt, lies dieses Buch gerne zuerst nur als eine faszinierende Reisebeschreibung. Solltest du dann von den zahlreichen neuen Entdeckungen auf all den Zwischenstationen unserer unendlichen Reise begeistert sein, wirst du vielleicht auch deine erste Scheu ablegen und beim zweiten Lesen mit auf die Reise kommen wollen.

Auf der Reise werden wir unser wahres Selbst kennenlernen, unsere Intuition zur Perfektion entwickeln, all unsere außergewöhnlichen Fähigkeiten wiederentdecken und schließlich die göttliche Magie in unser Leben einladen. Diese Reise bleibt also nicht nur eine schöne Möglichkeit, sondern wird zu einer neuen, erlebbaren Wirklichkeit. Sie bleibt nicht Theorie, sondern kann mit praktischen Trainingsprogrammen begleitet werden, so dass sie tatsächlich die versprochenen Veränderungen in uns selbst und in unserer Welt bewirkt.

Göttliche Magie ist nicht nur ein Buch, sondern das fortgeschrittenste Programm, das ich jemals entwickelt habe. Es werden daraus fortgeschrittene Kurse für fortgeschrittene Wahrheitssucher entstehen. Auch diese Kurse sind eine Reise, die sich immer weiter entwickeln wird. Vieles davon wird sich also im Laufe der Zeit verändern, so dass es sinnvoll ist, die Details des Kursprogramms nicht alle im Buch festzuschreiben, sondern flexibel auf einer Webseite darzustellen. Der Link dazu steht in der Fußnote.[2]

Beginnen wir also unsere gemeinsame Reise zum Erkennen und Erleben der Wahrheit.

Was ist Wahrheit? Gibt es die eine Wahrheit? Können wir die Wahrheit endgültig erkennen? Wie kann die Suche nach der Wahrheit gut gelingen? Was wird mit dem Erkennen und Erleben der Wahrheit zusätzlich in unser Leben kommen? Das sind wichtige Fragen, die ich in den folgenden Abschnitten einleitend betrachten möchte. Diese anfänglichen Betrachtungen werden im gesamten Buch immer weiter ausgeführt werden und schließlich kristallklar erscheinen.

Hole dir also eine große Kanne Tee oder ein anderes gesundes Getränk und dann beginnen wir unsere Reise.

---

[2] göttlichemagie.com

Was ist Wahrheit?

Um die Bedeutung eines Begriffs genau zu verstehen, sollte man den Ursprung des Begriffs kennen. Dabei habe ich es immer als hilfreich empfunden, das Wort in der Ursprache, dem Sanskrit[3] zu analysieren. Sanskrit ist der Ursprung fast aller auf der Erde gesprochenen Sprachen. Das Besondere am Sanskrit ist die enge Verknüpfung zwischen dem Klang und der Bedeutung. Somit ist es im Sanskrit möglich, die Bedeutung eines längeren Wortes aus der Bedeutung seiner Bestandteile zusammenzusetzen. Diese Eigenschaft ist bei anderen Sprachen noch ein wenig erhalten geblieben, zum größten Teil aber verloren gegangen.

Schauen wir also das Wort Wahrheit im Sanskrit genauer an. ‚Satya'[4] ist die Wahrheit. Es hat den Wortstamm ‚Sat', welches die Realität bedeutet. ‚Sat' ist das, was wirklich ist. Somit beschreibt die Wahrheit, das was wirklich ist. Eine Beschreibung, die von dem abweicht, was wirklich ist, ist keine Wahrheit.

Die Nachsilbe ‚Ya' bedeutet, zu einer Familie zu gehören, von etwas abzustammen. Damit ist also Wahrheit das, was von der Wirklichkeit abstammt. Die Wahrheit entsteht aus dem, was wirklich ist. Das ist eine Bedeutung von ‚Sat-Ya'.

Eine weitere Bedeutung von ‚Ya' ist, etwas zu sein. So gelesen, bedeutet ‚Sat-Ya': Es ist (‚Ya'), was wirklich ist (‚Sat'). Die Wahrheit stammt also nicht nur von der Realität ab, sondern sie ist die Realität, ist die Wirklichkeit. Wahrheit ist Wirklichkeit. Wahrheit ist das, was ist.

Wenn dir das alles noch etwas abstrakt erscheint, keine Angst, wir werden diese abstrakten Zusammenhänge noch aus verschiedenen Blickwinkeln betrachten und weiter klären.

---

[3] Sanskrit wird in der Transliteration eigentlich ‚Saṃskṛta' geschrieben. Da die Schreibweise Sanskrit aber allgemein gebraucht wird, behalte ich diese ausnahmsweise so bei.

[4] Im Sanskrit gibt es keine Klein- und Großschreibung. Dennoch schreibe ich die Sanskritwörter in der Transliteration groß, um den gewohnten Textfluss im Deutschen nicht zu stören.

Gibt es die eine Wahrheit?

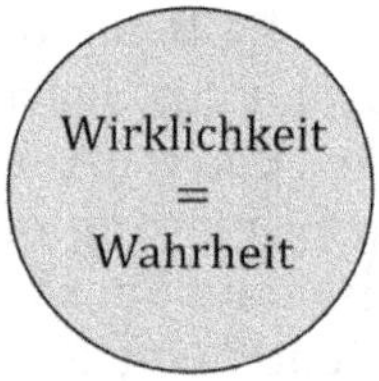

Ja und nein, könnte man da sagen. Ja, es gibt nur die eine Wahrheit, wenn wir Wahrheit mit der Wirklichkeit gleichsetzen. Das ist eine Interpretation der Nachsilbe ‚Ya'. Es gibt nur eine Wirklichkeit. Alles ist so, wie es ist. Die Wahrheit ist das Eine, was ist. Diese eine Wahrheit ist der Weg unserer Reise.

Auf der anderen Seite können wir aber auch sagen, dass es verschiedene richtige Beschreibungen der Wirklichkeit gibt. Die Wahrheit entsteht erst aus dem, was wirklich ist. Aus dieser Interpretation der Nachsilbe ‚Ya' haben wir gelernt, dass die Wahrheit von der Wirklichkeit abstammt. Sie ist ein Kind der Wirklichkeit. Viele verschiedene Kinder können von ihr abstammen. Es kann also verschiedene Beschreibungen der einen Wirklichkeit geben.

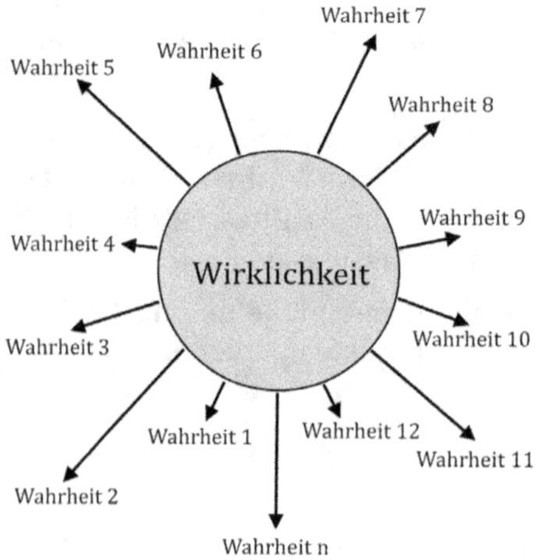

Die eine Wirklichkeit kann zum Beispiel in verschiedenen Sprachen beschrieben werden oder sie kann aus vielfältigen Blickwinkeln betrachtet werden. Alle diese unterschiedlichen Sprachen und Blickwinkel drücken dennoch Wahrheit aus.

Aus dieser Sicht der Vielfalt gibt also nicht die eine Wahrheit, sondern nur die eine Wirklichkeit. Wahrheiten gibt es viele, je nach Sprache und je nach Blickwinkel auf die Wirklichkeit.

Sprachen sind die Fahrzeuge

Die verschiedenen Sprachen zur Beschreibung der einen Wirklichkeit, werde ich im nächsten Kapitel noch ausführlicher betrachten. Mit Sprachen meine ich hier nicht Sprachen, wie Deutsch, Englisch oder Sanskrit.

Mit Sprachen meine ich vielmehr die Spezialisierungen innerhalb jeder Sprache, die ein bestimmtes Denksystem ausdrücken. Sprachen sind Denkkonstruktionen. Experten bedienen sich immer einer spezialisierten Sprache.

Diese Expertensprachen sind unsere Reisefahrzeuge. Auf unserer großen Reise können wir nicht immer das gleiche Fahrzeug verwenden. Je nach Reiseabschnitt brauchen wir verschiedene Fahrzeuge. Ein Landfahrzeug wird nicht auf dem Wasser fahren können. Somit werden wir auch die Sprache auf unserer Suche nach der Wahrheit anpassen. Idealerweise gibt es aber für jeden Wegabschnitt mehrere verschiedene Fahrzeuge, die dort gut funktionieren. Das gibt uns die Sicherheit, dass wir auf jeden Fall gut ankommen werden. So werden wir mehrere Sprachen verwenden, um die gleichen Abschnitte der einen großen Wirklichkeit zu beschreiben. Das gibt uns die Sicherheit, dass wir uns nichts einbilden, und die Sicherheit, dass unsere Entdeckungen wirklich wahr sind und mehr als nur Vorstellungen oder Wunschträume.

Reisestationen

Im Verlauf des Buches werden wir auch verschiedene Blickwinkel auf die eine Wirklichkeit entdecken. Dabei möchte ich zeigen, welche verschiedenen Perspektiven sich zwischen Himmel und Erde entfalten können.

Jede dieser Perspektiven oder Blickwinkel zeigt eine andere Sicht auf die eine Wirklichkeit. Das sind die verschiedenen Wahrheiten, die die eine Wirklichkeit beschreiben. Sie sind die Stationen unserer Reise. Wir werden jede Station ausführlich betrachten und auch von jeder Station ausgehend, die dort geltende Wahrheit untersuchen. Alle diese verschiedenen Blickwinkel auf die Wirklichkeit sind wahr, obwohl sie verschieden erscheinen. Die eine Wirklichkeit lässt sich also durch verschiedene Ausdrücke beschreiben, welche alle wahr sind.

Hierzu ein Beispiel: Wir haben hier von der Erde aus einen bestimmten Blickwinkel auf den Sternenhimmel. Wir können die Sterne kartographieren und jederzeit überprüfen, dass sie wirklich an den gleichen Stellen bleiben. Die Planeten, welche sich bewegen, können wir auch in ihren Bewegungsabläufen erfassen und sehr genau vorhersagen, wo sie sich zu welchem Zeitpunkt befinden werden. Also beschreiben wir damit die Realität. Das ist unsere Wahrheit.

Warum ist es nur unsere Wahrheit? Ganz einfach, wenn jemand aus der Andromeda Galaxie den Sternenhimmel beobachtet, wird er ganz andere Sternbilder wahrnehmen und sein Blick auf das gleiche Universum wird ganz anders aussehen. Seine Wahrheit ist auch korrekt. Es ist eben die Wahrheit von einem anderen Standpunkt oder Blickwinkel. Die Realität Universum bleibt die gleiche, die Wahrheit über den jeweiligen Sternenhimmel ändert sich jedoch für verschiedene Beobachterpositionen.

Können wir Wahrheit objektiv erkennen?

Wir sind immer wieder in der Lage, das was wir als Wirklichkeit erkennen, mit der tatsächlichen Wirklichkeit abzugleichen. Wir können uns immer wieder fragen, ob das, was wir erkannt haben, auch tatsächlich korrekt ist.

In Bezug auf die objektive Welt ist das der Weg der Naturwissenschaft. Wenn wir glauben, etwas erkannt zu haben, bilden wir daraus Hypothesen und vergleichen diese mit der Wirklichkeit. So entdecken wir, ob sich unsere Hypothesen noch von der Wirklichkeit unterscheiden oder ob sie deckungsgleich sind. Das erreichen wir mit Tests und Experimenten. So kommen wir im Laufe der Zeit zu einer immer genaueren Beschreibung der objektiven Wirklichkeit. Mit dem Fortschreiten der Naturwissenschaft nimmt also ihr Wahrheitsgehalt zu.

Allerdings hat der rein objektive Ansatz zur Erkenntnis der Wahrheit einen großen Fehler. Er bleibt meist nur bruchstückhaft. Oft werden nur einige Puzzleteile erkannt, jedoch nicht das große Gesamtbild. Die objektiven Wissenschaften verlieren sich zu oft in den Einzelheiten und erkennen zu selten das große Ganze.

Dazu kommt dann auch noch eine falsch verstandene Wissenschaft. Wenn sich Wissenschaftler nur von den Interessen ihrer Geldgeber leiten lassen, ist das keine richtige Wissenschaft. Hoffentlich werden wir diese Unsitte bald wieder los!

Ein weiterer Fehler der objektiven Wissenschaft geschieht dann, wenn Wissenschaftler gewisse Tatsachen hartnäckig ignorieren. Davon gibt es eine ganze Reihe. Dann nutzen sie die vollen Möglichkeiten des wissenschaftlichen Systems nicht. Alle experimentellen Entdeckungen müssen betrachtet werden. Es nützt nichts, nur diejenigen Messergebnisse zu betrachten, die schön in das gegenwärtige Konzept von bekannten Theorien hineinpassen.

In solchen Fällen fehlerhaft betriebener objektiver Wissenschaft können uns subjektive Methoden zur Erforschung der Wahrheit eine weitere wichtige Hilfe sein. Mit den subjektiven Methoden können wir große Zusammenhänge erkennen und große Rätsel lösen. So können wir neue Hypothesen entwickeln, die dann wieder objektiv überprüft und getestet werden können.

Energieerhaltung – wahr oder unwahr?

Hier möchte ich an einem praktischen Beispiel zeigen, warum diese Überlegungen wichtig sind und sogar unser Leben auf der Erde wesentlich beeinflussen können.

Ist das physikalische Gesetz der Energieerhaltung eindeutig und für immer als unumstößliche Wahrheit etabliert?

Es lässt sich zeigen, dass dies noch nicht so ist. Hier werden immer wieder einige der Fehler gemacht, die ich im vorletzten Abschnitt aufgezählt habe. Die Aussage, dass Millionen von Physikern die Energieerhaltung seit etwa 200 Jahren, seit der Erfindung der Dampfmaschinen, untersucht haben und kein einziger eine Verletzung des Energieerhaltungssatzes festgestellt hat, stimmt so nicht. Stattdessen gab es hunderte von funktionierenden Gerätevorführungen freier Energieerzeugung, die immer wieder mit Scheinargumenten ignoriert wurden. Energie aus dem Nichts, wie soll das möglich sein?

Die Aussage, dass wir die Energieerhaltung zweifelsfrei bewiesen haben, ist zu einem Dogma geworden. Korrekt betriebene objektive Wissenschaft würde jedes neue Testergebnis, was einer bestehenden Theorie zuwiderläuft, genau untersuchen und nicht einfach ignorieren. Hinzu kommen noch wirtschaftliche Interessen, welche sogenannte freie Energiemaschinen bekämpfen. Das macht man sehr effektiv, indem man alle Physiker der Welt überzeugt, dass die freie Energie eine irre Vorstellung einiger weniger Spinner ist, welche die Grundlagen der Physik nicht kennen. Wieder ein Dogma, das gezielt finanzielle Interessen verfolgt.

Erfassen wir das, was Energie wirklich ist? Erfassen wir die gesamte Wahrheit in Bezug auf Energieerzeugung und Energieerhaltung? Oder betrachtet die objektive Wissenschaft hier nur ein Teilbild, welches noch nicht das vollständige Gesamtbild der Wirklichkeit darstellt?

Übrigens wurde der Energieerhaltungssatz von seinen ersten Entdeckern zum Teil mit religiösen Argumenten begründet. Man behauptete, ganz klar zu wissen, dass Gott das Universum mit einer begrenzten Energiemenge geschaffen haben muss. Das sei doch jedem klar. So behauptete dies einer der Begründer des Energiebegriffs, Lord Kelvin.

Ist das wahr? Ich jedenfalls verstehe dieses dogmatische Argument nicht! Es entspricht nicht mehr unseren wissenschaftlichen Standards bei der objektiven Beschreibung der Wirklichkeit.

Wie gelingt die objektive Suche nach Wahrheit?

Die objektive Suche nach Wahrheit gelingt dann am besten, wenn wir dem wissenschaftlichen Prinzip folgen. Jede Abweichung vom wissenschaftlichen Prinzip birgt die Gefahr, wieder in ein dogmatisches System zurückzufallen.

So geschieht saubere objektive Wissenschaft: Es werden Hypothesen aufgestellt, die widerlegbar sind. Die Widerlegbarkeit ist wichtig, weil sonst die falschen Hypothesen nicht aussortiert werden können. Hypothesen werden zu einer guten Theorie, wenn sie zusätzlich auch noch Vorhersagen machen können, welche ohne diese Theorie vorher nicht möglich waren. Wenn dann die Tests und Experimente diese Vorhersagen bestätigen und niemals widerlegen, hat eine solche Theorie gute Chancen, von der Mehrheit der Physiker akzeptiert zu werden. Dann gilt sie als eine gut nachgewiesene Theorie, zumindest aber als eine, die noch nicht widerlegt wurde.

Es bleibt aber immer noch die Möglichkeit, dass vorher anerkannte Theorien eines Tages verworfen werden oder als Spezialfall einer größeren Wirklichkeit erkannt werden. Das passiert dann, wenn ein experimenteller Nachweis zeigt, dass eine Theorie nicht allgemein gültig ist.

Solche widerlegten Theorien werden dann meist durch verbesserte, erweiterte Theorien ersetzt. Auch diese neuen Theorien müssen wieder ausführlich durch Tests und Experimente geprüft werden. Somit ist die objektive Suche nach Wahrheit nie zu Ende. Sie ist eine unendliche Reise.

Können wir Wahrheit auch subjektiv erkennen?

An manchen Stellen kommen wir mit der rein objektiven Suche nach Wahrheit nicht weiter. Daher macht es Sinn, auch die subjektiven Möglichkeiten der Wahrheitsfindung genauer zu untersuchen.

Die subjektiven Erfahrungen sind bei jedem Menschen verschieden. In Bezug auf die subjektive Welt können wir unsere subjektiven Erfahrungen aber mit den Erfahrungen anderer vergleichen. Dabei ist es besonders sinnvoll, die eigenen Erfahrungen mit denen fortgeschrittener Wahrheitskenner zu vergleichen.

Wichtig ist immer auch, dass sich nicht alle gleichermaßen täuschen. Die subjektiven Erkenntnissysteme sollten nicht zu einem bloßen Glauben werden. Auf diese Weise haben sich nämlich Glaubenssysteme aus unbeweisbaren Glaubenssätzen, sogenannten Dogmen, entwickelt.

Wie gelingt die subjektive Suche nach Wahrheit?

Wie können wir vermeiden, bei unserer Erforschung der subjektiven Wahrheit in ein weiteres Glaubenssystem hineinzugeraten? Dafür gibt es eine Reihe von Hilfsmitteln:

- Es gibt eine klare Beschreibung der subjektiven Methoden.
- Es gibt ähnliche Ergebnisse bei wiederholter Ausführung der Methoden.
- Es gibt ähnliche Ergebnisse bei verschiedenen Menschen.
- Die Ergebnisse der subjektiven Erforschung der Wirklichkeit sind vorhersagbar.
- Die subjektive Wahrheit stimmt mit der objektiven Wirklichkeit überein.
- Die objektive Wirklichkeit lässt sich durch subjektive Methoden beeinflussen.

Auch die subjektive Suche nach Wahrheit ist niemals endgültig abgeschlossen. Auch sie ist eine unendliche Reise.

2. Verschiedene Sprachen

Eine Wirklichkeit und viele Wahrheiten

Auf unserer Suche nach Wahrheit werden wir verschiedene Expertensprachen benutzen. Warum ist das sinnvoll? Weil es uns ermöglicht, die Wirklichkeit auf mehrere Arten zu beschreiben. Weil es uns über die Begrenzungen einer einzigen Sprache hinwegsehen lässt.

Wir werden auf unserer Reise zur Erkundung der Wahrheit verschiedene Reisefahrzeuge verwenden. Das ist nötig, weil wir ganz unterschiedliches Gelände überwinden wollen. So wie es bei einer langen Weltreise nötig ist, schnell über flaches Land zu fahren, dann aber auch sicher über Gebirge zu kommen oder Flüsse und Ozeane zu überqueren oder in der Luft zu fliegen oder tief im Wasser zu tauchen oder Höhlen zu erkunden, so ist es bei unserer Erkundung der Wahrheit nötig, verschiedene Mittel zur Beschreibung der Wahrheit zu benutzen.

Diese Hilfsmittel sind die verschiedenen Sprachen, die ich im Buch verwende. Das Buch ist schon in Deutsch geschrieben. Mit Sprachen meine ich vielmehr die verschiedenen Sprachen und Denksysteme verschiedener Wissenschaften. Einige dieser Denksysteme kommen aus der vedischen Wissenschaft. Hierbei werde ich häufiger Sanskrit-Ausdrücke verwenden. Alle Sanskritwörter erkläre ich aber ausführlich im Text.

Oft sagt man, die Wahrheit stehe zwischen den Zeilen. Damit ist gemeint, dass die gesamte Wahrheit nicht vollständig mit einem Text ausgedrückt werden kann. Wenn die Wahrheit aber tatsächlich zwischen den Zeilen stünde, könnte sich jeder Leser das denken, was er oder sie möchte. Die Wahrheit wäre dann immer noch ungenau ausgedrückt.

Es ist jedoch möglich, das was in einer sprachlichen Formulierung nur zwischen den Zeilen steht, in einer anderen Sprache deutlich auszudrücken. Damit wird dann die Unsicherheit beseitigt, die bei der Interpretation dieses scheinbar ungeschriebenen Textes entsteht. Was also in einer Sprache zwischen den Zeilen steht, kann in einer anderen Sprache in den Zeilen stehen. Durch den Wechsel unseres Reisefahrzeugs Sprache sind wir in der Lage, verschiedenes Gelände zu überwinden, ohne dies dem Zufall zu überlassen. So werden wir eine sichere Reise haben.

Die verschiedenen Sprachen gestatten uns aber auch, die gleiche Wirklichkeit auf verschiedenste Weisen zu beschreiben. Diese verschiedenen Beschreibungen ergänzen sich und liefern uns ein genaueres Bild der Wirklichkeit. Eventuelle Verzerrungen in einer Sprache werden in einer anderen Sprache wieder zurechtgerückt.

All diese verschiedenen Sprachen drücken Wahrheiten in ihrem jeweiligen System aus. Diese verschiedenen Wahrheiten beleuchten die eine Wirklichkeit, die wir tatsächlich damit erfassen wollen. Diese eine Wirklichkeit kann dann auch als die eine Wahrheit bezeichnet werden. Sie ergibt sich aus den sprachlichen Formulierungen der verschiedenen Wahrheiten plus der Intuition, die alle miteinander verbindet.

Damit möchte ich nicht sagen, dass dieses Buch die eine Wahrheit beschreibt. Wer immer sich im Besitz der einen Wahrheit glaubt, macht damit einen Fehler bei der Wahrheitssuche. Die Wahrheitssuche hört nie auf, ansonsten wird sie zu einem Glaubenssystem und es entstehen wieder Dogmen nach dem Motto: Es muss so sein, weil diese oder jene Person es so gesagt hat. Mit jedem Dogma wird die Wissensgewinnung vorzeitig beendet. Mit Dogmen endet jede Wissenschaft und wandelt sich in ein Glaubenssystem. Das wollen wir auf jeden Fall vermeiden.

Sprache der vedischen Wissenschaft

Die Veden und die vedische Literatur sind ein umfangreiches Gesamtwerk. In der ursprünglichen Tradition wurden alle Teile der Veden und der vedischen Literatur mündlich innerhalb von Familienzweigen, den sogenannten Śākā, weitergegeben. Alle Teile der Veden und der vedischen Literatur wurden also über Jahrtausende hinweg auswendig gelernt. So konnten die Väter oder Großväter das Wissen immer an ihre Söhne weitergeben.[5]

---

[5] Hier eine kleine Anleitung zur Aussprache der vedischen Buchstaben. Alles wird wie im Deutschen gesprochen, außer: Ein Strich über einem Vokal heißt, er wird lang gesprochen (ā ī ū). Ein Punkt unter einem Buchstaben heißt, die Zungenspitze berührt den Gaumen (ṭ ḍ ṇ ṛ). Eine Welle über dem n bedeutet, die ganze Zunge liegt oben am Gaumen (ñ). Das ś wird wie ein sch im Deutschen gesprochen, das ṣ ist wie ein deutsches sch, aber mit der Zungenspitze oben am Gaumen. Das ḥ oder : ist ein Echo des letzten Vokals am Ende eines Worts.

Schriftliche Aufzeichnungen kamen dann später hinzu. Es gibt die Legende, dass Veda Vyāsa, einer der großen Seher der vedischen Literatur vor etwa 5000 Jahren bemerkte, dass das dunkle Zeitalter heraufzog. Er ahnte, dass das Gedächtnis der Menschen im dunklen Zeitalter so schlecht werden würde, dass sie nicht einmal mehr die 432.000 Silben des Ṛgveda auswendig lernen könnten. Um dem Verfall des Veda vorzubeugen, hat er dann den Veda neu geordnet und ihn aufgeschrieben.

So hat er den Veda in die vier Veden gegliedert, den Ṛgveda[6], den Sāmaveda, den Atharvaveda und den Yajurveda[7]. Der Haupttext jedes der vier Veden heißt Saṃhita. Jeder der vier Veden hat seine entsprechenden Untertexte mit Auslegungen und Philosophien. Diese heißen Brāhmaṇa, Āraṇyaka und Upaniṣad. Heute sind sie alle in Büchern aufgeschrieben.

Zu den vier Veden gibt es noch 36 Bereiche der vedischen Literatur. In ihnen werden alle Aspekte der vedischen Wissenschaft erklärt. Manche dieser Bereiche bestehen aus einem einzigen Buch, wie zum Beispiel Nyāya, die vedische Lehre der Logik. Andere bestehen aus mehr als hundert Büchern, wie zum Beispiel die Purāna, welche die Erzählungen uralter Geschichten aus dem Leben der Devā sind.

Das Sankrit ‚Devā' wird oft mit dem Wort Götter übersetzt, eigentlich sind es aber die Naturgesetze, welche das Universum schaffen, verwalten und wieder auflösen. Sie können sich auch in menschenähnlicher Form zeigen, sodass wir mit ihnen eine persönliche Bekanntschaft machen dürfen. Diese menschenähnlichen Geschichten sind unterhaltsam und spannend in den Purāna aufgezeichnet.

Wenn man aber genau hinschaut, beschreibt jede dieser Geschichten das Verhalten der entsprechenden Naturgesetze. Wenn zum Beispiel Vāyu (der Wind) etwas mit seinem Freund Agni (dem Feuer) erlebt, bedeutet die entsprechende Geschichte einen naturgesetzlichen Zusammenhang zwischen dem Impuls und der Energie. Solche Naturgesetze gelten dann überall im Universum und entsprechend ausgedehnt sind auch die Interaktionen von Vāyu und Agni.

Die vedische Wissenschaft ist keine Religion. Sie ist eine Wissenschaft, die sowohl objektives als auch subjektives Wissen beschreibt. Sie geht also

---

[6] Sprich: Rigveda

[7] Sprich: Yadschurveda

über die westlichen Naturwissenschaften hinaus, weil sie nicht nur die objektiv erfassbare Welt beschreibt. Sie geht aber auch über die westlichen Geisteswissenschaften hinaus, weil sie die Beziehung zwischen der subjektiven und der objektiven Welt genau betrachtet. Sie untersucht das Gesamtwissen, welches sowohl subjektives als auch objektives Wissen als auch die Gesamtheit beider enthält.

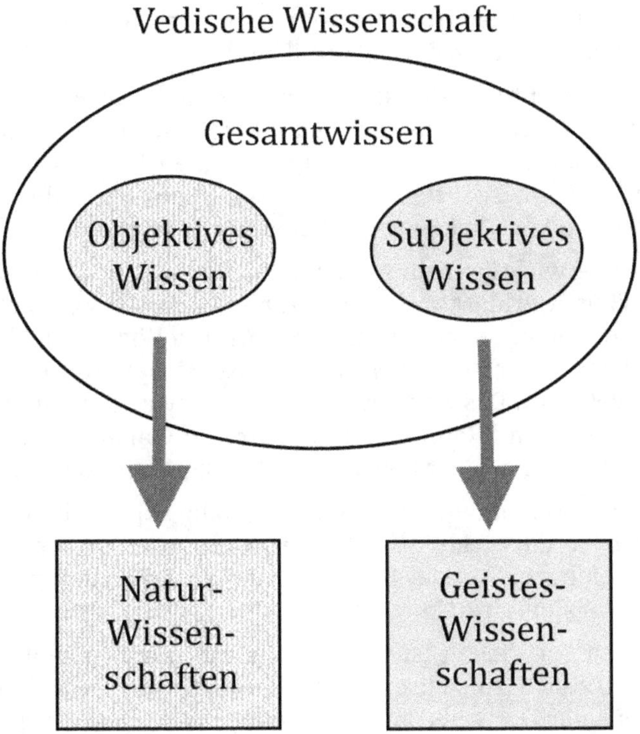

In der vedischen Wissenschaft gibt es einige wichtige Zahlen und darauf aufbauende Konzepte. Die erste wichtige Zahl ist die Null. Die Zahl Null wird in der vedischen Wissenschaft seit Jahrtausenden erklärt. Das Konzept von Nichts oder Leere ist enorm wichtig, um die Erfahrungen höherer Bewusstseinszustände zu verstehen.

Erst mit der Null kam das Dezimalsystem von Indien nach Europa. Das markierte das Ende des dunklen Mittelalters in Europa. Es war die Renaissance, der Übergang zur Neuzeit. Nur mit der Null können Multiplikationen und Divisionen einfach durchgeführt werden. Vor der Entdeckung der Null konnte sich die Mathematik noch nicht wirklich entwickeln. Mit der Mathematik als Grundlage gelang unser enormer wissenschaftlicher und technischer Fortschritt, der uns heute ein recht angenehmes Leben ermöglicht. Somit verdanken wir unseren gesamten Fortschritt und Wohlstand letztendlich einer Erkenntnis der vedischen Wissenschaft, der Erkenntnis der Leere, ausgedrückt in der Zahl Null.

Die zweite wichtige Zahl ist die Eins. Die Einheit des Bewusstseins ist das höchste Entwicklungsziel der vedischen Wissenschaft. Alles was hilft, diese Einheit zu erreichen, heißt in der vedischen Tradition auch die höhere Wissenschaft. Alles ist das Eine und es gibt nur ein Selbst, das sind die Erkenntnisse und Erfahrungen der höheren Wissenschaft.

Die nächste wichtige Zahl ist die Zwei. Das was in der vedischen Wissenschaft Vielfalt erklärt, heißt auch die niedere Wissenschaft. So wie es eine Unterteilung in die höhere und die niedere Wissenschaft gibt, gibt es auch eine Unterteilung der Welt in das Absolute und das Relative. Das ist die duale Weltsicht. Das Absolute ist perfekt, ewig, unveränderlich und in seiner Perfektion und Reinheit immer getrennt von allem Veränderlichen. Dieses Veränderliche, nicht Ewige, Unbeständige heißt das Relative.

Absolutes und Relatives, das sind zwei völlig verschiedene Wirklichkeiten. Das größte Entwicklungsziel ist es, von dieser dualen Weltsicht zur Einheit zu gelangen. Von der Unwissenheit zur Erleuchtung, bedeutet von der Vielfalt zur Einheit zu kommen.

Im Bereich der Vielfalt ist nun die nächste wichtige Zahl die Drei. Alle Vielfalt drückt sich zunächst in einer Dreiheit aus. Jede Wahrnehmung besteht aus einer Dreiheit. Da gibt es immer den Wissensgegenstand, den Wissenden und den Wissensvorgang. Das sind drei. Im Sanskrit ist der Wissende Ṛṣi[8], der Wissensgegenstand ist Chandas[9] und der Wissensvorgang ist Devatā.

---

[8] Sprich: Rischi

[9] Sprich: Tschandas

Wichtig ist auch die Einheit dieser drei. Das ist die Saṃhita. So ist es möglich, die Einheit des Einheitsbewusstseins zu bewahren und gleichzeitig eine Vielfalt wahrzunehmen. Drei in Eins beschreibt das Wissen im Einheitsbewusstsein.

Aus der Drei in Eins ergibt sich die Vier. Zur Dreiheit kommt die Einheit dieser drei dazu. Drei plus Eins ergibt Vier. So sind auch die vier Veden der Dreiheit des Wissens und seiner Ganzheit zugeordnet. Der wichtigste, der Ṛgveda beschreibt die Ganzheit. Den Ṛgveda werden wir noch genauer im nächsten Abschnitt, der Sprache der vedischen Klangstruktur, untersuchen. Der Sāmaveda beschreibt den Ṛṣi, den Wissenden. Der Yajurveda beschreibt Devatā, den Wissensvorgang. Der Atharvaveda beschreibt Chandas, den Wissensgegenstand. Drei Veden für die drei Wissenskomponenten plus ein Veda für die Einheit der drei ergibt die Zahl Vier.

Die Fünf entspricht in der vedischen Wissenschaft den fünf Sinnen und den fünf Handlungsorganen. Mit den fünf subjektiven Sinneskanälen können wir die objektive Realität wahrnehmen und mit den fünf Handlungsorganen können wir sie verändern. Die objektive Welt zeigt sich dann auch entsprechend fünffach. Es gibt fünf Elemente, die Mahābhūta und ihre entsprechenden fünf subtilen Komponenten, die Tanmātra. Die Mahābhūta sind Erde, Wasser, Feuer, Luft und Raum. Die Tanmātra, ihre subtilen Komponenten, sind die Eigenschaften der Elemente und Felder.

Die Zahl Acht führt zur Unterteilung der gesamten Natur des Relativen. Die vedische Wissenschaft betrachtet das Relative, also das Veränderliche, als kombinierte Subjektivität und Objektivität. Es gibt drei subjektive Aspekte der Natur und fünf objektive. Drei plus fünf ergibt acht. Die gesamte Natur besteht aus diesen acht Aspekten. Sie sind die acht Prakṛti.

Wie vorher erwähnt, haben wir mit der Null auch das richtige Multiplizieren gelernt. So ergibt sich die nächste besondere Zahl aus der Multiplikation zwei der vorherigen. 8 * 3 = 24. Das ist eine wichtige Zahl der vedischen Klangstruktur. Acht Aspekte der Natur, aus den drei verschiedenen Erfahrungsblickwinkeln betrachtet, ergeben insgesamt 24 Erfahrungsblickwinkel auf die gesamte Natur.

Sprache der vedischen Klangstruktur

Die vedische Wissenschaft ist höchst geordnet und mathematisch genau strukturiert. Eine dieser Ordnungen zeigt sich in der Klangstruktur des Ṛgveda. Der Ṛgveda beschreibt die Saṃhita, das heißt die Gesamtheit der drei Wissenskomponenten. In dieser Gesamtheit spielen alle Wissensblickwinkel ihre Rolle.

Da es 24 Wissensblickwinkel auf die gesamte Natur gibt, gibt es im Ṛgveda auch diese Zahl 24. Sie zeigt sich in der Klangstruktur des Ṛgveda. Jeder Klang wechselt ab mit Stille. Die Stille zwischen zwei Klängen belebt beide Klänge. Sie hält die Klänge voneinander getrennt, verbindet sie aber auch. Dieser Wechsel von Klängen und Stille ist ein Rhythmus.

Der Rhythmus ist das Metrum (das Versmaß) beim Zitieren der vedischen Texte. Das Metrum heißt Chandas.

Ein wichtiges Metrum ist die Gāyatrī. Sie besteht aus drei Teilen. Diese heißen Pāda. Jede Pāda besteht aus acht Klängen. Diese Klänge sind die einzelnen Silben des Metrums. Die Silben heißen Akṣara. Also besteht die Gāyatrī aus 3 * 8 = 24 Silben.

In den Veden und der vedischen Literatur gilt immer die Grundregel, dass das Wichtigste gleich am Anfang kommt. Am Anfang jeden Textes kommt erst einmal die Zusammenfassung des Folgenden. Es ist eine Art Inhaltsverzeichnis, das zuerst genannt wird. Daher ist der erste Vers im Ṛgveda besonders wichtig. In ihm ist die Gesamtheit des Ṛgveda und damit die Gesamtheit aller Veden enthalten.

Der erste Vers des Ṛgveda hat Gāyatrī als Metrum (Chandas). Das Metrum entspricht dem Wissensgegenstand. Der Wissende, also der Seher (Ṛṣi) dieses ersten Verses ist Madhuchandas. Der Wissensvorgang, also Devatā ist Agni.

Der Name Madhuchandas besteht aus zwei Teilen ‚Madhu' und ‚Chandas'. Madhu ist der süße Honig. Chandas das Metrum. Mit Hilfe der Sprache der vedischen Klangstruktur werden wir wie Bienen in der Lage sein, den süßen Honig aus dem Metrum zu ziehen. Dieses hat der erste Seher des Ṛgveda getan und das süße Geheimnis ist in seinem Namen verborgen. Das Metrum am Beginn des Ṛgveda enthält die Klangstruktur, die wir wie ein Inhaltsverzeichnis für den ganzen Veda benutzen werden. Mit Hilfe dieser Klangstruktur im Anfangsrhytmus des Ṛgveda mit 3 * 8 = 24 Klängen werden wir die gesamte Struktur von Himmel und Erde erfassen können.

Sprache der Mathematik

Immer wenn ein Wissenschaftler Präzision in seine Aussagen bringen möchte, benutzt er Mathematik. Auch Technologen oder Ingenieure benutzen die Mathematik als das beste Mittel, um ihre Schöpfungen so präzise zu gestalten, dass sie immer funktionieren. Ohne unsere hochentwickelte Mathematik gäbe es unseren gesamten wissenschaftlichen und technologischen Fortschritt nicht.

Warum hat die wissenschaftliche Revolution auf der Erde erst vor etwa 400 Jahren begonnen? Warum hat nicht schon das mächtige römische Reich in seinen 1000 Jahren vor Beginn des Mittelalters eine hochentwickelte Wissenschaft geschaffen? Es gab damals schon eine große Zahl präzise denkender Architekten. Wir können heute noch ihre gigantischen Bauwerke bewundern. Die Intelligenz zur Entwicklung der Wissenschaft war damals schon vorhanden, jedoch hat etwas anderes gefehlt.

Vermutlich konnte sich die Wissenschaft damals noch nicht voll entwickeln, weil man mit den römischen Zahlen keine vernünftige Mathematik betreiben konnte. Erst mit der Null und dem Dezimalsystem konnte sich die Mathematik weiterentwickeln. Diese Grundlagen der modernen Mathematik verdanken wir der vedischen Wissenschaft, die in Indien gepflegt und aufrechterhalten wurde.

Wenn wir auf unserer Entdeckungsreise zur Wahrheit auch Präzision benötigen, werden wir die Sprache der Mathematik benutzen.[10] Damit wird es uns auch gelingen, abstrakte Zusammenhänge zu verdeutlichen, welche mit anderen Sprachen nicht so klar darstellbar wären.

Die heute bekannte Mathematik beruht auf nur zehn Axiomen der Mengenlehre. Diese zehn Axiome sind die Grundannahmen, aus denen sich die gesamte Mathematik ableiten lässt. Das wichtigste Axiom ist die Existenz der Null. Null ist die leere Menge. Die leere Menge ist in jeder anderen Menge enthalten.

Mit Hilfe der Sprache der Mathematik werden wir in der Lage sein, sowohl Leere als auch Fülle zu beschreiben. Die absolute Leere ist die Null. Die absolute Fülle ist die Menge aller Mengen. Sie ist die unendlichste Un-

---

[10] Im Band 1 werden wir sogar hauptsächlich die Sprache der Mathematik und die Sprache der vedischen Wissenschaft benutzen. Die anderen Sprachen brauchen wir später.

endlichkeit, die es gibt. Zwischen diesen beiden Extremen bewegt sich die gesamte Mathematik.

Erleuchtung, die Erfahrung der Unendlichkeit des Bewusstseins lässt sich mathematisch elegant erfassen. Damit bleibt die Erleuchtung keine mystische, unbegreifliche Erfahrung mehr. Sie wird beschreibbar in all ihren Facetten. Die Mathematik der Unendlichkeiten und der absoluten Leere sind vorzüglich dazu geeignet, höheres Bewusstsein im Menschen und in der Natur zu beschreiben. Das betrachten wir im Kapitel 8 genauer.

Sprache der klassischen Physik

Vor etwa 400 Jahren begann die wissenschaftliche Revolution. Sie begann mit genauen Messungen. Galileo Galilei hatte mit Wassertropfen-Uhren genaue Zeitmesser zur Verfügung. Er konnte die Zeit messen, die Körper benötigen, um von verschiedenen Fallhöhen auf dem Boden anzukommen. Damit begründete er die Fallgesetze, die den Aussagen des altehrwürdigen Aristoteles widersprachen. Er ging neue Wege, indem er sich auf seine eigenen Messungen verließ, statt auf die Aussagen früherer Philosophen oder die Dogmen seiner Kritiker aus der Kirche. Das hat ihm zwar am Ende seines Lebens einen Hausarrest eingebracht, aber immerhin konnte er durch geschickte Argumentation noch den Scheiterhaufen vermeiden. Das Kirchenrecht war viele Jahrhunderte lang schon sehr grausam.

Nach und nach konnte sich die Wissenschaft aus dem festen Griff der Kirchen und ihrer Dogmatik befreien. Bis zum 20. Jahrhundert hat sich dann allmählich die wissenschaftliche Methode herausgebildet. Naturwissenschaft beginnt mit Beobachtungen, daraus werden Hypothesen formuliert und diese werden dann mit Messungen und Experimenten entweder bestätigt oder widerlegt. Diese wissenschaftliche Methode wird auch in der vedischen Wissenschaft bereits seit Jahrtausenden fast genauso angewendet. Das möchte ich später noch ausführlicher darstellen.

Die klassische Physik ist die erste Naturwissenschaft, die sich mit den grundsätzlichen Gesetzen von Materie, Energie und Bewegung beschäftigt. Physiker gehen davon aus, dass diese Gesetze zu allen Zeiten und überall im Universum gleich gelten. Das wurde zu einer der Grundlagen der Astrophysik. Aus den wenigen Messungen, die man am Nachthimmel machen kann, hat sich heute ein immenses Verständnis unseres gesamten Universums entwickelt. Es basiert hauptsächlich auf der Annahme, dass die Naturgesetze immer und überall gleich funktionieren.

Diese grundlegenden Naturgesetze werde ich in der Sprache der klassischen Physik beschreiben und auch die Parallelen zu unseren anderen Sprachen zur Beschreibung der Wirklichkeit herstellen. Physiker beobachten die physikalischen Gesetze mit Experimenten und sie benutzen dabei Mathematik, um ihren Aussagen Präzision zu geben. Sie verbinden also die physikalische Sprache mit der mathematischen Sprache.

Dennoch bleiben sie immer noch auf den Bereich der objektiven, messbaren Welt beschränkt, obwohl bereits die Mathematik den Bereich der Subjektivität erschließen könnte. Das werde ich noch genauer zeigen und zusätzlich auch noch die anderen Sprachen verwenden, um auf unserer Wahrheitssuche viel weiter voranzukommen.

Sprache der Quantenphysik

Mit der Entdeckung der Quantenphysik vor etwa 120 Jahren, kam eine große Überraschung in das Leben aller Physiker. Bis dahin hatte man sich ein schönes mechanistisches Weltbild zurechtgelegt. Alles lief nach berechenbaren Gesetzmäßigkeiten ab. Es wurde schon beinahe langweilig. Nun entdeckten die Quantenphysiker, dass an der Grundlage der gesamten Schöpfung ein unberechenbares Chaos herrschte, welches vom logisch denkenden Verstand nicht mehr erfasst, geschweige denn berechnet werden konnte. Die kleinsten Teilchen, die Elementarteilchen waren einfach nicht mehr zu erfassen. Man konnte weder die einzelnen Teilchen genau messen noch das komplexe Spiel vieler Teilchen mit ihrer unendlichen Vielfalt von Wechselwirkungen nachvollziehen.

Durch irgendeinen unbegreiflichen Vorgang sollte sich daraus dann die klassische, berechenbare Physik formen. Dieser Vorgang ist bis heute noch nicht richtig verstanden. Die Grundlagen der Quantenphysik bleiben auch bis heute noch irgendwie nebulös.

So verständigten sich die meisten Physiker darauf, die Naturgesetze der Quantenphysik mit Hilfe von Wahrscheinlichkeiten zu beschreiben. In der sogenannten Kopenhagen-Interpretation der Quantenphysik, die sich unter der Leitung des dänischen Physikers Niels Bohr gebildet hatte, einigte man sich darauf, dass es ausreichte, lediglich die Wahrscheinlichkeiten der Eigenschaften von Quantenteilchen zu berechnen. Das einzelne Teilchen konnte man nicht exakt messen oder beschreiben, aber die Wahrscheinlichkeiten bei einer Vielzahl von Teilchen reichten vielleicht aus, um ein Verständnis der Grundlagen unserer physikalischen Welt zu bekommen.

Am Anfang dieser Entwicklung gab es große Diskussionen, ob dies die richtige Sicht der Welt sei. Vor allem Albert Einstein kritisierte Bohrs Standpunkt, dass hinter den Wahrscheinlichkeiten keine weiteren Gesetzmäßigkeiten wirken sollten. Einstein war überzeugt, dass es noch versteckte Parameter geben müsste, die noch nicht entdeckt waren. Er konnte sich mit seiner Position bei der Mehrheit der Quantenphysiker aber nicht durchsetzen.

In den folgenden 100 Jahren hatte man sich weitgehend damit abgefunden, dass die Welt der Quanten mit dem sogenannten gesunden Menschenverstand einfach nicht mehr erfassbar sei und dass es ausreichte, wenn man Wahrscheinlichkeiten berechnen könnte. Es wurde als großer Erfolg gewertet, solche Wahrscheinlichkeiten mit hoher Präzision vorhersagen und messen zu können.

Erst in den letzten etwa 20 Jahren regt sich wieder ein gewisser Widerstand gegen diese Vorgehensweise und es werden unter den Physikern die Stimmen lauter, dass wir die Grundlagen der Quantenphysik neu überdenken sollten.

Leider wird die Quantenphysik immer noch viel zu wenig in unserem Schulsystem gelehrt. Sie ist jetzt seit 120 Jahren ziemlich gut bekannt und dennoch siegt immer noch das verstandesorientierte, mechanistische Weltbild. Alles soll berechenbar sein, alles wie ein Uhrwerk ablaufen. Das tut es aber nicht.

So gelang es dem Schulsystem bisher noch nicht, die Menschen für die Erfahrung höherer Bewusstseinszustände vorzubereiten. Eine richtig gelehrte Quantenphysik könnte das nämlich leisten. So blieb die Quantenphysik für die Gestalter unseres Erziehungssystems seit 120 Jahren suspekt und sie zogen es vor, weiterhin Menschen entsprechend ihres alten mechanistischen Weltbildes zu erziehen. Quantenphysik blieb dabei nur eine kuriose Randerscheinung. Warum eigentlich? Weil sie dann leichter zu manipulierende Bürger ausbilden, die ihre Arbeit machen und zuverlässig Steuereinnahmen verdienen? Weil sie verängstigte Menschen schaffen, die sich leicht mit ausgefeilten Computersystemen auf Schritt und Tritt überwachen lassen?

Wo bleibt da unser freier Wille? Wo unser Anspruch, freie Bürger zu sein, statt überwachter Arbeitssklaven? Wo bleibt bei diesem Erziehungssystem unsere Fähigkeit, das reinste und höchste Bewusstsein zu erfahren? Auf unserer Suche nach Wahrheit werden wir noch gewaltig an diesem Erziehungssystem rütteln.

Das Einheitliche Feld - Eine ungeeignete Sprache

Was wir nicht machen werden, ist die Quantenphysik in unverständlichen Formeln zu beschreiben. Das ist leider so geschehen in dem nun schon seit etwa 90 Jahren andauernden Versuch, das sogenannte Einheitliche Feld zu beschreiben. Dieser Versuch ist in seiner schieren Komplexität steckengeblieben. Es ist nicht gelungen, alles, das heißt wirklich alles, in einer einzigen Formel zu beschreiben.

Herausgekommen ist dabei noch nicht einmal eine vollständige Theorie des Einheitlichen Feldes, geschweige denn experimentelle Nachweise oder Hinweise auf die Korrektheit einer solchen möglichen Theorie. Die Formelfragmente, die bisher existieren, beschreiben dann oft nur ein Feld aller Möglichkeiten. Abhängig von beliebig wählbaren Anfangsparametern ergeben sich daraus eine gigantische Menge an möglichen Universen und niemand weiß, warum unser Universum dennoch so gut funktioniert, wie wir es tatsächlich messen und wahrnehmen können.

Die wenigen Experten, die sich da noch auskennen, können sich seit Jahrzehnten nicht auf eine gemeinsame Formel einigen. Es gibt hunderte von verschiedenen Vorschlägen, wie diese Formel aussehen könnte. Dabei haben sich einige aussichtsreichere Kandidaten herausgebildet. Aber der Mehrheit der Physiker nützt das eigentlich nichts. Wer sich nicht darauf spezialisiert hat, wird damit sein Verständnis der Realität nicht wirklich verbessern. Die Physiker, die sich damit gut auskennen, kann man an den Fingern abzählen.

Die einheitlichen Feldforscher haben sich zudem in zwei Lager aufgespalten. Das klingt gar nicht so einheitlich. Diese Aufspaltung ist nicht so sehr wissenschaftlich motiviert, sondern hat viel mehr mit einer unterschiedlichen Forschungsförderung in verschiedenen Ländern zu tun. In den USA gibt es mehr Anhänger der String-Theorien, weil das dort eben gefördert wird. In Europa und Kanada gibt es mehr Anhänger der Schleifen-Quanten-Gravitation. Es ist schade, dass die Forschungsförderung einen verzerrenden Einfluss auf solche wichtigen Grundlagen-Projekte nehmen kann.

Zu oft erscheint der Versuch, das Einheitliche Feld insgesamt erfassen zu wollen, wie der Versuch einer kleinen Elite von Physikern, wirklich nur einer Handvoll von Leuten, sich als die absoluten Superexperten zu etablieren. Dabei verstehen sie selbst ihre eigenen Formeln nicht wirklich, wenn sie ehrlich sind.

Wir werden hier einen anderen Weg gehen. Die einzelnen Tendenzen und Qualitäten des Einheitlichen Feldes werden wir als die vedischen Devā identifizieren. Dadurch werden wir einen guten intuitiven Zugang bekommen, was in der Natur wirklich abläuft, sogar wie sich die gesamte Natur in eine größere Realität, in die Gesamtheit von allem einordnet. So bleiben wir nicht in unverständlichen Formeln stecken, sondern können unsere Erkenntnisse auch immer gleich praktisch anwenden.

Sprache der vedischen Mythologie

Bei den bisher betrachteten Sprachen – mit Ausnahme des Einheitlichen Feldes - hatten wir klare und definitive Beschreibungen der Wirklichkeit. Mit diesen Sprachen kommt aber manchmal das große Gesamtbild zu kurz. Die große Schau der gesamten Wirklichkeit können wir leichter in Bildern erfassen.

Eine solche bildhafte Beschreibung der Realität liefert uns die vedische Mythologie. Sie findet sich hauptsächlich in der Purāṇa-Literatur der vedischen Wissenschaft und auch in der Mahābhārata und dem Rāmāyaṇa. Sie stellen das Wirken der Naturgesetze in den Erzählungen von Erlebnissen menschenähnlicher Wesen dar. So können wir als Menschen leichter erfassen und uns leichter daran erinnern, welches Wesen was mit welchen anderen erlebt hat.

Im Laufe der Zeit wurden diese Wesen dann nicht mehr wissenschaftlich als Naturgesetze betrachtet, sondern stattdessen nur noch als Götter verehrt. So hat sich die wissenschaftliche Sichtweise allmählich in eine religiöse umgewandelt. Aus der vedischen Wissenschaft ist zunächst der Brahmanismus entstanden. Daraus entwickelten sich dann der Hinduismus, später der Buddhismus und auch der Jainismus.

So entstanden schon seit den Urzeiten der Menschheit immer wieder neue Religionen. Man konnte sich irgendwie keinen Reim darauf machen, warum die Natur genau so funktioniert, wie sie eben funktioniert. Man vermutete immer menschenähnliche Wesen dahinter, die diese Funktionen ausübten.

Wenn bei einem Gewitter der Blitz bei einer Familie ins Haus einschlug, während andere Familien verschont blieben, dann vermutete man, dass die Blitzopfer irgendetwas falsch gemacht hatten und irgendwie den Gott des Blitzes erzürnt hatten. Aufgrund dieser völlig unlogischen Schlussfolgerung musste man daher dem Blitzgott versöhnende Opfer bringen, um in Zukunft solches Unglück zu vermeiden. Daraus entwickelten sich dann die Rituale und die Dogmen der verschiedenen Religionen.

In den meisten Religionen reduzierte sich die verstandesmäßige Reaktion auf unvorhersehbares Schicksal meist auf einen einfachen Mechanismus: Wenn es dir nicht gut geht, besänftige den einen Gott oder die vielen Götter und dann wird es dir besser gehen.

Was, du glaubst das nicht? Dann kommt die nächste Eskalationsstufe seitens der Priester, die sich als die Mittler zwischen Göttern und Menschen verstanden: Du Ungläubiger, wir schließen dich aus unserer Gemeinschaft aus. Dafür gibt es dann wieder, je nach Religion, verschiedene Eskalationsstufen vom Verbot, die Tempel zu betreten, über das Kontaktverbot, die Ächtung der Ungläubigen bis hin zur Todesstrafe. Die extremen Exzesse geschahen allerdings häufiger in den monotheistischen Religionen Judentum, Christentum und Islam. Der Hinduismus und vor allem der Buddhismus mit seinem Gebot der Gewaltfreiheit waren da etwas rücksichtsvoller mit ihren Gläubigen und vor allem den Ungläubigen.

Bei diesen Machtgelüsten der Priesterschaft hat der Verstand dann nicht mehr viel zu melden. Auch wenn der Verstand nicht die höchste Instanz in der vedischen Wissenschaft ist, sondern dem höheren Selbst untergeordnet sein sollte, kann ein gut gebildeter Verstand sehr hilfreich sein, religiöse Exzesse zu vermeiden und die erhitzten Gemüter auch wieder zu besänftigen.

Nach all diesen Überlegungen möchte ich die vedische Mythologie eher verstandesmäßig betrachten. Sie illustriert das Wirken verschiedener Naturgesetze. Hier ein Beispiel: Agni, der in der vedischen Mythologie als der Gott des Feuers verehrt wird, ist eigentlich das Naturgesetz, welches alle Arten von Energien im Universum steuert. Agni würde also nicht nur herbeikommen, wenn jemand ein Feueropfer entzündet. Vielmehr wirkt er immer dann, wenn Energie eine Rolle spielt. Er tritt in Bewegungen als kinetische Energie auf und bei jeder Potentialdifferenz als die potentielle Energie.

Wenn ich ein Objekt um einen Meter höher hebe, vergrößert sich die potentielle Energie des Objekts. Wenn es dann um diesen Meter herunterfällt, wird die potentielle Energie in kinetische Energie umgewandelt. All diese Umwandlungen sind das Wirken von Agni. Was Agni dabei im Einzelnen tut, ist in der vedischen Mythologie bildhaft dargestellt. Die Bilder der vedischen Mythologie sind nur bildliche Darstellungen vom Wirken der Naturgesetze. Sie können auch völlig wissenschaftlich interpretiert werden. Wenn wir die religiöse Interpretation vermeiden, ersparen wir uns die oben beschriebenen schädlichen Nebenwirkungen.

Mit einer Sache müssen wir bei der Sprache der vedischen Mythologie allerdings etwas vorsichtig sein. Sie lässt sich recht leicht verfälschen und das ist auch immer wieder passiert.

So wurden zum einen die Geschichten der Naturgesetze von Menschen allzu menschlich interpretiert und entsprechend ausgeschmückt und zum Teil völlig verfälscht. Diese Stellen können wir dann nicht mehr als authentisches Wissen einordnen. Die Schwierigkeit besteht darin, zu erkennen, was authentisch ist und was im Laufe der Zeit in der Überlieferung verfälscht wurde.

Die zweite Quelle der Verfälschung, so komisch es klingt, stammt von himmlischen Wesen. Warum sollten gerade sie die vedische Mythologie verfälschen? Weil manche Wesen noch nicht perfekt sind. So berichtet die vedische Mythologie selbst über eine solche Begebenheit. Die Motivation für diese Verfälschung war die Eifersucht eines himmlischen Wesens auf die Menschen. Es war der Blitzgott Indra, der eifersüchtig auf die Menschen war und sie davon abhalten wollte, weiteres Wissen zu bekommen und damit noch mächtiger zu werden. So störte er immer wieder ein von Menschen ausgeführtes Opferritual, indem er sich immer wieder neu als verschiedene Arten von scheinbar harmlosen Asketen verkleidete. Dann hat er das Ritual gestört und es heißt, dass jede neue Verkleidung von Indra auf der Erde eine neue Religion hervorgerufen hat.

Was die unterschiedlichen Religionen in ihren Kämpfen um die Vorherrschaft, um die Deutungshoheit der absoluten Wahrheit auf der Erde angerichtet haben, ist ja hinlänglich bekannt. Bis heute haben sie es geschafft, uns vom vollständigem Wissen und der damit verbundenen Macht abzuhalten. Sie haben geschafft, uns vorzuenthalten, dass wir Menschen mächtige Wesen sind, weil unsere Gedanken schnell zur Realität werden können.

Wir werden die vedische Mythologie also eher vorsichtig benutzen. Sie kann große holistische Einblicke liefern, die jedoch in einigen Fällen verfälscht sind. Um diese Fälle herauszufiltern, werden wir die Sprache der vedischen Mythologie nur verwenden, wenn sie die gleiche Wahrheit passgenau zu anderen Sprachen beschreibt.

Sprache der vedischen Laute

Die Sprache der vedischen Laute ergibt sich aus der vedischen Klangstruktur. Sie enthält eine Struktur von 24 Klängen, um die gesamte Wahrheit zwischen Himmel und Erde einzuordnen. Diese Klänge sind zunächst Silben, welche immer zumindest einen Vokal enthalten und zusätzlich auch noch meist einen oder mehrere Konsonanten.

Vokale klingen selbst und können beliebig lange ausgedehnt werden (a, i, u usw.). Konsonanten hingegen klingen nicht selbst. Das lateinische Wort Konsonant bedeutet ein Zusammenklingen. Im Deutschen wird beim Buchstabieren des Alphabets an die Konsonanten meistens ein e angehängt, damit der Konsonant ausgesprochen werden kann.

Das Alphabet beginnt mit ‚a' und das ist ein Vokal. Der erste Konsonant im Alphabet ist das ‚b'. Es wird jedoch ausgesprochen als ‚be'. Es ist eben ein Konsonant und klingt nicht allein. Genauso geht es dann weiter mit dem ‚ce' und dem ‚de' usw. Es gibt aber auch Ausnahmen, bei denen kein ‚e' angehängt wird, wie beim ‚ef', beim ‚ha' beim ‚jot' und einigen weiteren.

Im Sankrit-Alphabet wird an die Konsonanten immer ein ‚a' angehängt, um sie aussprechen zu können. Alle Laute im Sanskrit-Alphabet werden mit einem angehängten ‚a' gesprochen mit Ausnahme der Vokale, die selbst klingen können. Das Sanskrit-Alphabet hat also für die Aussprache der Konsonanten eine wesentlich einfachere Regel als das deutsche Alphabet.

In jeder Sprache gilt aber, dass ein Konsonant nur zusammen mit einem Vokal klingt. Das ergibt eine Silbe. Manchmal fällt der Konsonant aus. Dann besteht die Silbe nur aus einem Vokal. In anderen, seltenen Fällen sind zwei Konsonanten zusammen mit dem Vokal in einer Silbe.

Die Silbenstruktur für die 24 Blickwinkel der Wahrheit zwischen Himmel und Erde ist am Beginn des Ṛgveda mathematisch genau aufgezeichnet. Jedem dieser 24 Blickwinkel entspricht eine Silbe vom Anfang des Ṛgveda. Im Veda ist der Anfang immer eine Zusammenfassung des Folgenden. Da der Veda die gesamte subjektive und objektive Realität beschreibt, sind die ersten 24 Silben eine kurze Zusammenfassung dieser vollständigen Realitätsbeschreibung.

Sprache der Gehirnsoftware

Eine Art, um die Wahrheit zu erkunden, ist die Gehirnfunktion zu betrachten, wenn wir immer perfektere Versionen der Wahrheit erkennen. Was passiert dabei in unserem Gehirn? Welche Sprache können wir dafür verwenden?

Die Sprache der Neurologie, also der Wissenschaft der Neuronen, das heißt der Nervenzellen, ist hierfür nicht die beste Wahl. Sie hat eine Reihe von Einschränkungen. Zum einen beschäftigt sich die Neurologie zu sehr mit Wahrnehmung und Motorik und zu wenig mit den höheren menschlichen Fähigkeiten. Zum anderen sind die Funktionsmodelle der Neurologie aus der Sicht der heutigen Computerwissenschaft nicht überzeugend. Wie soll ein System mit einer Taktfrequenz von maximal 2000 pro Sekunde zu solch genialen Leistungen fähig sein, wie es unser Gehirn sogar im normalen Alltag vollbringt? Hier hat die Neurologie noch sehr viele ungeklärte Themen. Kein Neurologe versteht heute die Funktionsweise des Gehirns, wenn er ehrlich ist. Eigentlich steckt die Neurologie noch immer in ihren Kinderschuhen. Man weiß zwar viel über den Aufbau des Gehirns, jedoch nicht viel über seine Funktionsweise.

Daher brauchen wir ein neues Paradigma für das Verständnis des Gehirns. Dieses ist das Paradigma der Gehirnsoftware. Ein Paradigma ist eine grundsätzlich neue Weise, etwas zu betrachten. In der Elektronik geschah ein solcher Paradigmenwechsel mit dem Auftauchen der ersten Computer.

Vorher kannte man auch vielerlei elektronische Schaltkreise. Es ging los mit dem elektrischen Licht, dann weiter mit elektronischen Geräten, wie Audioverstärkern, Plattenspielern, Tonbandgeräten, Radioempfängern und Fernsehgeräten. Auch in Küchengeräten und Autos bildete die Elektronik eine wesentliche Grundlage für zuverlässiges Funktionieren. Wodurch wurde die Funktion bestimmt? Durch die Verdrahtung, das heißt durch die Art, wie die elektronischen Bauteile mit elektrisch leitenden

Drähten miteinander verbunden waren. Diese Verdrahtung bestimmt, wie sich das elektromagnetische Feld im jeweiligen Gerät ausbreitet und was es an welcher Stelle bewirkt.

Mit dem Auftauchen der Computer hat sich das Paradigma der festverdrahteten Elektronik völlig gewandelt. In einem Computer bestimmt nämlich die Verdrahtung nur noch teilweise, was passiert. Wesentlich stärker bestimmt das Programm, was passiert. Ein Programm ist eine Serie von Anweisungen und Daten, die abgespeichert sind. Sie werden nach exakten Regeln verarbeitet und aufgerufen, wenn sie benötigt werden. Die Technologie hinter diesen Daten und Anweisungen heißt Software.

Software hat sich heute zu einer hohen Perfektionsstufe entwickelt. Vor allem mit der Technologie der sogenannten objektorientierten Programmierung wurde die Software zu einem genialen Werkzeug, um beliebig komplexe Probleme mit den Mitteln des menschlichen Verstands zu lösen.

Dahingegen ist die Neurologie auf der Ebene der festen Verdrahtung früherer elektronischer Geräte stehengeblieben. Es wurde zwar eine gewisse Flexibilität in der Verdrahtung entdeckt, das heißt Nervenzellen können wachsen und neue Verbindungen herstellen. Damit erklärt man sich dann das Lernen. Durch Wiederholung werden Dinge gelernt, indem neue Verbindungen der Nervenzellen entstehen und alte Verbindungen wieder verschwinden. Dieser Vorgang heißt Neuroplastizität. Er baut aber im Wesentlichen immer noch auf das alte elektronische Verdrahtungs-Paradigma auf.

Auch ist das Abspeichern von Informationen durch Neuverdrahtung im Gehirn nicht immer einleuchtend. Vor allem gilt das für das Kurzzeitgedächtnis. Wenn sich zum Beispiel die Augen in Zehntelsekunden von links nach rechts bewegen, wird das Bild links zwischengespeichert und das Bild rechts dazu addiert, um einen Gesamteindruck der gesamten betrachteten Szene zu erzeugen. Wie sollen in dieser kurzen Zeit neue Nervenbahnen wachsen? Das Fazit ist: Kein Neurologe weiß heute wirklich, wo das Gedächtnis im Gehirn sitzt.

Mit der Gehirnsoftware überwinden wir diese Einschränkungen. Ich gehe davon aus, dass das menschliche Gehirn mindestens genauso gut oder besser als ein Computer funktioniert. Jeder Computer wird wesentlich durch die Software gesteuert. Bei Software gibt es immer wieder verbesserte Entwicklungsstufen. Auf diese Art kann der gleiche Computer mit verbesserter Software völlig anders funktionieren. Durch die verbesserte Software entstehen neue Möglichkeiten.

Das gilt auch für das Gehirn. Die neuen Möglichkeiten durch Verbesserung der Gehirnsoftware sind nahezu unbegrenzt. Wir können unsere individuelle Gehirnsoftware zur Software und Hardware des kosmischen Computers verbinden und damit Zugang zu allem Wissen bekommen. Da der kosmische Computer alles im Universum steuert, können wir auch alles im Universum bewirken. Damit sind wir in der Lage, auch auf der Erde wieder einen paradiesischen Zustand zu schaffen. Das Leben auf der Erde kann wie im Himmel auf Erden werden.

Gehirnsoftware Version 8

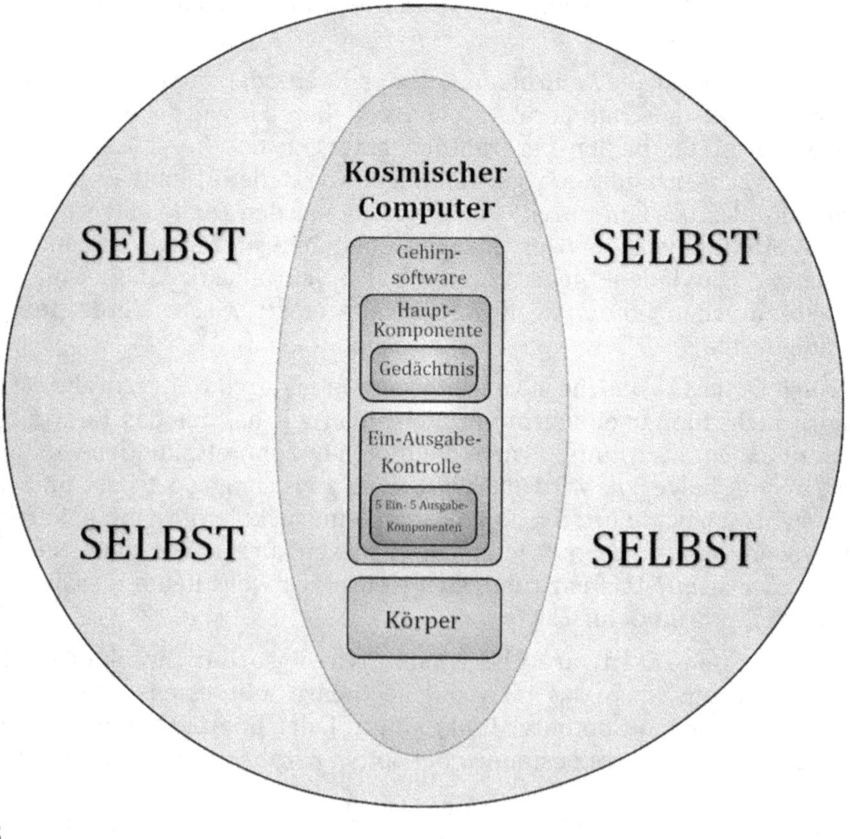

2. Verschiedene Sprachen

Die grundsätzliche Software, welche das Gesamtverhalten eines Computers steuert, heißt auch das Betriebssystem. Im Gehirn entspricht dies dem jeweiligen Bewusstseinszustand, in dem sich der Mensch befindet. Der Zustand mit dem geringsten Bewusstsein ist der Tiefschlaf. Dann gibt es noch den Traumzustand mit etwas mehr Bewusstsein und den Wachzustand mit noch mehr Bewusstsein. Diese drei Bewusstseinszustände kennen fast alle Menschen und ich bezeichne sie als die drei grundlegenden Versionen der Gehirnsoftware. Die meisten Menschen wechseln zum Zeitpunkt der Erstausgabe dieses Buchs nur zwischen diesen drei Versionen. Das muss nicht so bleiben.

Mit dem richtigen Wissen ist es nämlich möglich, verbesserte Versionen der Gehirnsoftware zu installieren und dadurch völlig neue Fähigkeiten zu erlangen. Was früher unter dem Namen höhere Bewusstseinszustände bekannt war, bezeichne ich heute als die verbesserten Versionen der Gehirnsoftware. Diese verbesserten Versionen der Gehirnsoftware können ähnlich wie mit einem Download bei technischen Computern auch im Gehirn recht schnell installiert werden. Der Download geschieht durch Wissen, Erkenntnisse und Aufmerksamkeitsübungen.

Die höheren Bewusstseinszustände sind seit Urzeiten auch als die Stufen auf dem Weg zur Erleuchtung bekannt. Viele Menschen denken, dass dies ein langer Weg sei. Mit der Gehirnsoftware ist das jetzt ganz anders. Neue Software kann sehr schnell installiert werden und somit werden die verbesserten Fähigkeiten sehr schnell aktiviert.

Ein wesentlicher Schritt zur Erleuchtung ist die Aktivierung des Quantencomputers im Gehirn. Quantencomputer können unendlich schnell rechnen. Durch die geschickte Nutzung unseres eigenen biologischen Quantencomputers kann die Erleuchtung blitzschnell passieren. Um all diese Phänomene gut zu beschreiben, werde ich die Sprache der Gehirnsoftware benutzen.

Mit der Erleuchtung eröffnet sich die Unendlichkeit im Bewusstsein des Menschen. Alle Aktivitäten werden dann von der Unendlichkeit durchdrungen und werden unendlich balanciert, unendlich effektiv mit unendlichem Glück. Erleuchtung ist Perfektion der Gehirnsoftware.

Parallelen zwischen den Sprachen

Die verschiedenen Sprachen sind unsere Fahrzeuge auf unserer Reise zur Erforschung der höchsten Wahrheit. Alle drücken eine gewisse Wahrheit aus und je nachdem, welches Gelände wir auf unserer Reise überwinden wollen, ist manchmal die eine, manchmal die andere Sprache besser geeignet.

Die Sprachen, die wir verwenden, haben große Parallelen. Das gibt uns Sicherheit. Wenn mehrere Sprachen die gleiche Realität ausdrücken, gibt uns das eine Sicherheit, dass wir uns nicht in einer Illusion verirren. Es gibt uns die Sicherheit, dass wir die höchste Realität nicht einseitig betrachten, dass wir uns nicht in religiösen Dogmen verirren. Daher werde ich in diesem Buch immer wieder darauf achten, die gleiche Realität in mindestens zwei der obengenannten Sprachen zu beschreiben, manchmal auch in mehr als zwei dieser Sprachen.

Die Wahrheit ist keine feste Struktur, die jemand einmal entdeckt hat und die dann immer so gelten muss. Sie ist vielmehr ein dynamischer Prozess, der immer wieder neu erblüht. Sie ist keine Skulptur aus Stein, sondern ein lebendiger Baum, der an allen Stellen neu wächst. Aus ihm entstehen immer wieder neue Triebe, neue Zweige und Äste. Im Frühling zieht er sich sein feierliches Blütengewand an und auch sein frisches, grünes Blätterkleid, im Sommer reifen seine Früchte, im Herbst verschenkt er seine Pracht an Mensch und Tier zur Nahrung und im Winter zieht er sich wieder zurück und genießt seine Stille.

So ist auch die Wahrheit zeitlich veränderlich. Sie entwickelt sich, obwohl sie immer nur die eine Realität beschreibt. Wer sich im Besitz der einen, unveränderlichen Wahrheit wähnt, begeht bereits einen systematischen Fehler, denn Wahrheit wird immer wieder neu entdeckt. Wer behauptet, die eine Wahrheit zu besitzen, hat sie bereits verloren. Während er sie festhalten möchte, zerrinnt sie zwischen seinen Fingern.

Bei unserer Reise hin zur höchsten Wahrheit werden wir uns immer die Freiheit erlauben, jederzeit etwas Neues entdecken zu können. Das macht die Reise so interessant. Wir werden Großes entdecken, das vielleicht bisher noch niemand entdeckt hat. Dabei werden wir darauf achten, dass unsere Zugänge zur Wahrheitsfindung gut funktionieren, sodass wir dabei keine Fehler machen. Dann können wir uns sicher sein, dass unsere Erkenntnisse stimmen, auch wenn wir dabei sehr oft das scheinbar sichere

Gelände der anerkannten Wissenschaft verlassen und überschreiten müssen. Auch dann wird unsere Reise sicher verlaufen.

Intuitives Wissen

Wie entdecken wir die Parallelen in den sprachlichen Ausdrücken? Sie kommen aus der Intuition. Intuition überschreitet alle offensichtlichen sprachlichen Ausdrücke. Sprache hat mehrere Ebenen und die subtilste Ebene, in der noch ein Ausdruck möglich ist, ist eben die Intuition. Was oft etwas mysteriös als das ‚zwischen den Zeilen lesen' bezeichnet wird, werden wir lernen, systematisch anzuwenden.

Die höchste Wahrheit lässt sich sprachlich nicht mehr ausdrücken. In dem Moment, in dem wir menschliche Sprache verwenden, können wir nur noch ein teilweises Abbild der ursprünglichen Sprache der Natur vermitteln. Menschliche Sprache beschreibt die unendliche Vielfalt der Natur immer nur bruchstückhaft. Die Natur, die Wahrheit über die Natur, unser Wesenskern, unsere eigentliche Realität lassen sich mit Sprache nicht vollständig beschreiben. Durch Sprache können wir uns der Realität zwar annähern, aber eben nur bis zu einem gewissen Grad.

Es gibt jedoch einen anderen Zugang zur höchsten Wahrheit. Dieser kommt mit den sogenannten Siddhi-Fähigkeiten. Das sind Bewusstseinsfähigkeiten, die als Ergebnis ein unendliches Wissen erzeugen. Dieses unendliche Wissen kann systematisch hergestellt werden. Eine dieser Siddhis ist eben die Intuition.

Mit Intuition können wir die höchste Wahrheit erfassen und begreifen. Wir können damit Bewusstseinszustände erfahren, die sich sprachlich nicht mehr beschreiben lassen, die jedoch genauso real sind wie jede Sinneserfahrung. Mit den sogenannten Wissens-Siddhis können wir Zugang zu allem Wissen bekommen.

Dieses Konzept ist der modernen westlichen Wissenschaft fremd, denn es kann nicht durch den Verstand begriffen werden. Die vedische Wissenschaft, die das Wissen selbst als ihren Gegenstand hat, kennt jedoch den Zugang zu allem Wissen, der durch spezielle Siddhi-Fähigkeiten erreicht werden kann. Das ist kein Glaubenssatz, sondern kann von jedem Lernwilligen selbst nachvollzogen werden. Das Wissen aus der Quelle allen Wissens steht allen offen und lässt sich auch auf Korrektheit überprüfen.

Göttliche Magie - die Wirkung intuitiven Wissens

Es gibt nicht nur die Wissens-Siddhis. Eine zweite Art von Siddhis verändert die Realität. Oft heißt es ‚Wissen ist Macht'. Das ist eine etwas verkürzte Darstellung. Ich möchte es präziser ausdrücken: Macht ist die Fähigkeit eines Lebewesens, seine Gedanken zu realisieren. Macht besteht nicht darin, möglichst viele Waffen zu besitzen und einzusetzen. Das wäre eine sehr begrenzte Vorstellung von Macht. Macht besteht vielmehr darin, klare Gedanken so zu denken, dass sie unwiderstehlich zur Realität werden.

Hier beginnt die göttliche Magie. Das Bewusstsein und das intuitive Wissen werden so klar, dass sich alle Gedanken unwiderstehlich manifestieren. Göttliche Magie verändert die Realität. Dabei ist sie sanft und dennoch wirkungsvoll. Wenn wir die göttliche Magie nutzen, können wir alles erreichen.

Um dorthin zu kommen, sind jedoch zwei Dinge erforderlich, sowohl eine Reinigung als auch ein Training von Gehirn, Herz und Nervensystem. Wenn dann alle Schadsoftware[11] beseitigt ist, wenn die Eindrücke aus der Vergangenheit gereinigt sind, die Traumata, Denkmuster, emotionalen Muster, usw. beseitigt sind, dann können wir in uns selbst einen Zustand der Perfektion unseres Bewusstseins erleben. Nichts bleibt mehr unbewusst. Alle Gedanken und Gefühle manifestieren sich. Damit erreichen wir die Ebene der Magie in Perfektion, der göttlichen Magie.

Unser Plan ist also folgender: Zuerst reinigen wir unser System von allen unnötigen Eindrücken aus der Vergangenheit und erleben die Erweiterung des Bewusstseins durch Installation verbesserter Gehirnsoftware. Dadurch bekommen wir intuitiven Zugang zu allem Wissen. Dieses intuitive Wissen nutzen wir, um zu echter positiver Macht zu kommen. Jetzt sind der Entwicklung in der Macht des Bewusstseins keine Grenzen mehr gesetzt. Alles wird möglich. Alles ist erreichbar. Schnell. Mühelos. Grenzenlos. So kommt der Himmel auf Erden.

---

[11] Den Begriff Schadsoftware habe ich im Buch Gehirnsoftware exakt definiert.

3. Erkenntnis der Wahrheit

Blickwinkel sind unsere Reisestationen

Im letzten Kapitel habe ich die verschiedenen Sprachen aufgezählt, mit denen wir unsere Reise zur höchsten Wirklichkeit beschreiben werden. Sie entsprechen unseren Reisefahrzeugen. Nun möchte ich die verschiedenen Reisestationen anschauen. Reisestationen sind die Stellen, an denen wir bei einer Reise Halt machen und uns die Gegend und die Leute etwas genauer betrachten. Dabei können wir viel Neues lernen. Darum ist das Reisen so schön. Auch die Fahrt selbst ist schön, aber erst an den Reisestationen können wir die Faszination des Abenteuers ausgiebig erleben.

Wir können bei unserer Reise sowohl etwas Neues erfahren als auch etwas mitnehmen. Es sind nicht nur Reiseandenken, die wir erwerben können, sondern auch neue Fähigkeiten, die wir bisher noch nicht kannten. Mit der Vervollständigung unseres Wissens können wir neue Fähigkeiten bekommen. So entwickelt sich unsere göttliche Magie. Sie findet dann bei jeder Reisestation ihre Anwendung und wir können sie sogar mit uns nach Hause nehmen.

Unsere Reisestationen sind die verschiedenen Blickwinkel oder Perspektiven auf die eine Realität. Je nachdem, wo wir uns gerade befinden, haben wir einen anderen Blickwinkel. Wenn wir uns auf der Erde befinden, sehen wir das Universum anders als von der Sonne aus. Wenn wir in einer anderen Galaxie sind, gibt es dort ganz andere Sternbilder als hier bei uns. Dennoch ist jeder dieser Blickwinkel wahr. Die Wahrheiten, welche die eine Realität beschreiben, können also voneinander verschieden sein. Sie sind dadurch nicht falsch, sondern sie sind alle wahr, obwohl sie voneinander verschieden sind.

Es gibt nicht nur eine Sicht auf die eine Realität. Es gibt verschiedene Sichten und daher verschiedene Wahrheiten, je nachdem von welcher Stelle und aus welchem Winkel wir die eine Realität betrachten. Obwohl es eine schier unbegrenzte Zahl solcher Sichten gibt, können wir sie dennoch alle in einige wenige Grundkategorien einteilen. Unsere Reise hat also eine bestimmte Anzahl von Reisestationen. Diese Unterteilung unserer Reise zur höchsten Wahrheit werde ich im nächsten Kapitel noch genauer betrachten.

Die Wirklichkeit

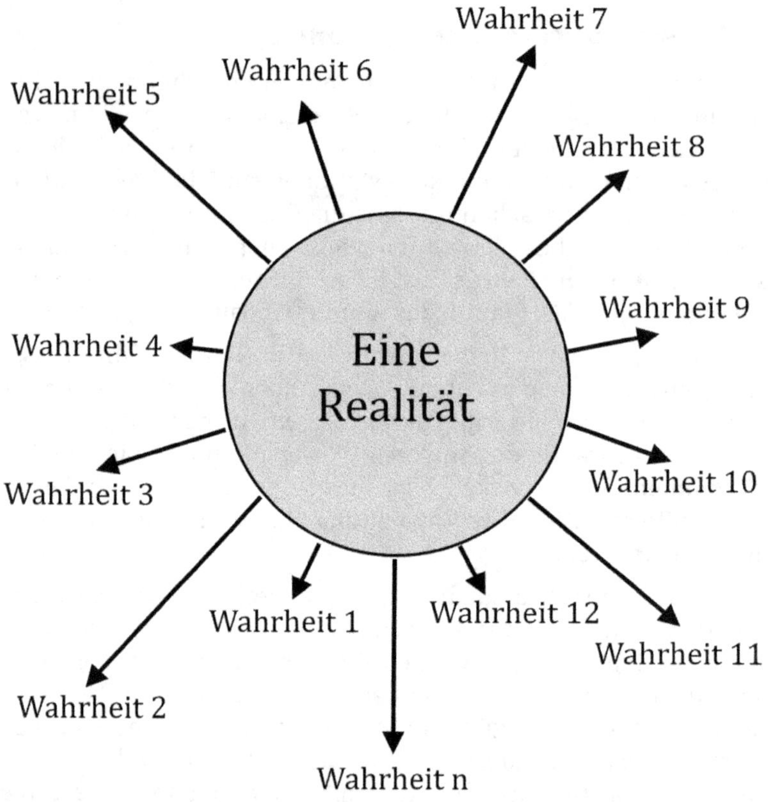

Was ist Realität? Im ersten Kapitel habe ich das Sanskritwort ‚Sat' übersetzt und kam zu dem Schluss, dass die Realität das ist, was ist. Es ist das, was wirklich ist, die Wirklichkeit[12] eben.

Wir werden entdecken, dass die Wirklichkeit alles umfasst. Sie ist mehr als die gesamte Natur. Die Natur ist etwas Erschaffenes. Die Wirklichkeit ist mehr als das. Sie umfasst auch den Zustand des Seins, in welchem noch

---

[12] Die Begriffe Wirklichkeit und Realität benutzte ich synonym, also gleichwertig.

gar nichts erschaffen wurde. Der Schöpfungsprozess gehört zur Wirklichkeit dazu, ebenso wie die Gesetze der Erhaltung und die Vorgänge der Auflösung.

Um die Wirklichkeit ganz zu erfassen, sollten wir also einen sehr breiten Blickwinkel haben. Dazu gehören Ruhe und Aktivität, Existenz und Nicht-Existenz, das Absolute und das Relative. Erst mit dieser erweiterten Sicht können wir die gesamte Realität erfassen, so wie sie wirklich ist.

Das Wissen der Wirklichkeit

Während die eine Wirklichkeit immer so ist, wie sie ist, kann sich das Wissen dieser Wirklichkeit verändern.

Was ist Wissen eigentlich? Wissen der Wirklichkeit ist etwas anderes als nur die bloße Wirklichkeit. Wissen ist ein Zustand, der eine Dreiheit erfordert. Jedes Wissen muss einen Wissensgegenstand haben, aber auch einen Wissenden. Das sind zwei. Der Wissensvorgang verbindet dann diese beiden. Jetzt sind es drei.

Diese drei grundlegenden Bestandteile jedes Wissens heißen in der vedischen Wissenschaft Ṛṣi, Devatā und Chandas.

Ṛṣi ist der Wissende.

Devatā ist der Wissensvorgang.

Chandas ist der Wissensgegenstand.

Jedes Wissen bezieht sich auf eine Wahrheit. Wissen heißt, diese Wahrheit richtig abzubilden. Das Sanskrit-Wort für die Wahrheit ist Satya.

Wie schon im ersten Kapitel dargestellt, setzt es sich aus den zwei Silben ‚Sat' und ‚Ya' zusammen. Sat ist die Wirklichkeit, die Realität, das Sein. ‚Ya' ist eine Nachsilbe mit zwei verschiedenen Bedeutungen.

Eine Bedeutung ist, zu einer Familie gehörend, von etwas abstammend. In dieser ersten Bedeutung ist die Wahrheit das, was von der Wirklichkeit abstammt. Es passiert etwas, damit die Wahrheit erkannt wird. Dieses

Abstammen, ausgedrückt in der Silbe ‚Ya', bedeutet, dass die Wahrheit aus der Wirklichkeit entstanden ist. Das Wissen trägt diese Wahrheit in sich und besteht aus der Dreiheit von Ṛṣi, Devatā und Chandas.

Nun gibt es aber auch die andere Bedeutung der Nachsilbe ‚Ya'. Wenn wir ‚Ya' so interpretieren, dass eine Sache eine andere ist, dann begeben wir uns nicht erst in die dreifache Struktur des Wissens. Das bedeutet, die Wahrheit und das entsprechende Wissen sind einfach die Wirklichkeit, ohne dass dafür etwas passieren müsste.

Für diese ganzheitliche Sicht der Wahrheit gibt es auch einen Sanskritbegriff, nämlich Saṃhita. Die Saṃhita ist die Ganzheit der Dreiheit, die Ganzheit von Ṛṣi, Devatā und Chandas. Dafür muss nicht erst ein Erkennen einer Dreiheit geschehen, sondern die Wahrheit und das Wissen sind einfach nur die Wirklichkeit.

Beide Varianten des Wissens, das einfache Wissen der Saṃhita und das dreifach unterschiedene Wissen von Ṛṣi, Devatā und Chandas existieren nebeneinander. Es sind zwei Sichtweisen auf die Realität, die beide sinnvoll sind. Mit der einfachen Sichtweise lässt sich alles holistisch, das heißt ganzheitlich erfassen. Mit der dreifachen Sichtweise lassen sich beliebig viele Details einer Sache ergründen. Solange der Wissensvorgang (Devatā) zwischen dem Wissenden (Ṛṣi) und dem Wissensgegenstand (Chandas) abläuft, solange entsteht immer wieder neues, wahres Wissen.

Wir werden daher unsere Reisestationen sowohl ganzheitlich (Saṃhita) also auch dreifach (Ṛṣi, Devatā, Chandas) untersuchen. Damit erfassen wir die Wahrheit und das entsprechende Wissen auf jeder Station am genauesten und es entgeht uns kein möglicher Blickwinkel auf die Wirklichkeit.

Die Erkenntnis des Veda

Veda heißt Wissen. In der Erkenntnis des Veda haben wir ein perfektes Beispiel für höchste Erkenntnis. Der Veda wurde von vedischen Sehern im höchsten Bewusstsein erkannt. Das ist eine direkte Erkenntnis der Wahrheit, ohne dass dafür körperliche Sinnesorgane nötig wären.

Der Seher ist der Ṛṣi, also der Wissende. Der Veda wird immer als Saṃhita rezitiert. Das geschieht in Form von Gesängen, welche die Ganzheit der Wahrheit ausdrücken. Jeder Teil des Veda enthält diese Ganzheit. Die Saṃhita ist die sequenzielle Abfolge dieser vedischen Gesänge.

Dabei sind diese Gesänge immer einer oder mehreren Devatā gewidmet. Diese entsprechen dem Wissensvorgang. Es sind die Naturgesetze, die beim jeweiligen Wissen wirksam werden. Zusätzlich sind alle vedischen Gesänge auch in einem Metrum verfasst. Das Metrum ist ein Rhythmus aus einer abgezählten Folge von Lauten und Pausen. Dieser Rhythmus heißt Chandas im Sanskrit. Jeder kann sofort den Chandas erkennen, auch wenn er die Sprache Sanskrit nicht versteht. Den Rhythmus eines Gesangs erfasst jeder sofort. Chandas ist der Wissensgegenstand, den jeder sofort erfassen kann.

So wie beim Veda können wir bei jedem anderen Wissen auch die Ganzheit und die Dreiheit sehen. Oftmals wird die Erkenntnis der Ganzheit leichter, wenn wir uns zunächst die drei Komponenten des Wissens einzeln betrachten. Praktisch sieht das so aus, dass wir zuerst den Wissenden betrachten, dann den Wissensgegenstand, dann den Wissensvorgang. Für das holistische Wissen, die Saṃhita, betrachten wir dann die Ganzheit, welche die drei Teile in sich enthält.

Saṃhita ist die Ganzheit von Ṛṣi, Devatā und Chandas.

Die drei Komponenten des Wissens

Da jedes Wissen aus drei Teilen besteht, können wir keinen dieser Teile weglassen, wenn wir die vollständige Erkenntnis der höchsten Wahrheit anstreben. Es wäre ein Fehler, irgendeinen der drei Teile zu missachten.

Die westlichen Naturwissenschaften begehen daher einen Fehler, wenn sie sich nur auf den objektiven Teil des Wissens, nur auf den Wissensgegenstand ausrichten. Aus der Entstehungsgeschichte der Naturwissenschaften ist es zwar verständlich, warum sie das tun. Es war nämlich nicht leicht, dem dogmatischen Griff der Religionen zu entkommen und eine unabhängige Basis für die Erkenntnis der Wahrheit zu schaffen. Daher hat man sich auf das Objektive, das Messbare, die sogenannten Tatsachen verlassen. Jeder konnte die Experimente nachvollziehen und zu den gleichen logischen Schlussfolgerungen kommen. Wenn Religionen dogmatisch behaupteten, die Natur verhält sich in einer bestimmten Weise, jedoch jeder messen konnte, dass es nicht so war, dann siegte die eine Wirklichkeit als Grundlage jeder Wahrheit. Damit war das Dogma widerlegt, denn die Wirklichkeit ist stärker als jedes Dogma.

Darauf beruht auch heute noch unser wissenschaftlicher und technischer Fortschritt. Er ist jedoch einseitig geworden. Die ganze komplizierte Technik hat die meisten Menschen nicht weiterentwickelt. Objektiv hochgebildet und auch eingebildet nutzen sie ihre Technik, um Vernichtungswaffen zu produzieren und sich damit auch immer wieder gegenseitig zu töten. Welch ein Wahnsinn! Dieser Wahnsinn beginnt mit unvollständigem Wissen. Der Wissende bleibt nämlich auf der Strecke. Er wird überschattet vom Ego und andere Illusionen. So bleibt er unglücklich und in seinen mentalen Begrenzungen gefangen.

Die Subjektivität, den Wissenden hat man weitgehend den Geisteswissenschaften überlassen. Leider fehlt es aber oft sowohl den griechischen, chinesischen, als auch den modernen westlichen Philosophen an einer Präzision ihres Denkens. So wurden zum Beispiel in der griechischen Philosophie die fünf Elemente Erde, Wasser, Feuer, Luft und Raum auf vier Elemente reduziert und der Raum geriet in Vergessenheit. In der chinesischen Wuxing-Theorie hat man sogar die Luft und den Raum durch Metall und Holz ersetzt.

Auch das Verständnis des Geistes wurde immer nebulöser. Man hatte seine Grundlage vergessen, man hatte reines Bewusstsein vergessen. Das Glück war verschwunden. Die Erkenntnis der Realität wurde damit im Bereich des Wissenden zur Glückssache, zum Lotteriespiel. Die große Sicht ging verloren, während man sich in den Details intellektueller Vorgänge verloren hat. Das Herz verschloss sich, während der Verstand scheinbar triumphierte.

Aber auch die Unkenntnis über den dritten Teil des Wissens, den Wissensvorgang hat schädliche Auswirkungen. Die Natur und ihre Gesetze werden missachtet, weil der Wissensvorgang missachtet wird. Jeder Wissensvorgang wird von den Naturgesetzen gesteuert. Wenn die Naturgesetze wieder mehr beachtet werden, steigt auch die Wertschätzung der Natur.

Während die Naturwissenschaften scheinbar immer genauer erkunden, was die einzelnen Naturgesetze bewirken, haben sie den persönlichen Bezug zu den Naturgesetzen verloren. Auf der einen Seite versklaven sie die Naturgesetze in hochkomplizierten technischen Geräten, auf der anderen Seite sind sie sich gar nicht bewusst, wie ein Naturgesetz, das eine Persönlichkeit besitzt, darauf reagieren könnte.

So wundert man sich dann, warum plötzlich die Erde so wütend reagiert und Feuer speit und warum das Wetter verrückt spielt, und tröstet sich mit dem Gedanken, dass es eben nur Naturgesetze sind, die wir noch nicht richtig verstehen. Man begnügt sich mit der Vorstellung, dass die Natur manchmal bloß erbarmungslos und wütend erscheint, eigentlich aber völlig unintelligent sei. Hier benutzt man wieder das alte mechanistische Weltbild der klassischen Physik, als hätte man noch nie etwas von Quantenphysik gehört, als hätte man noch nie gehört, dass Bewusstsein die Welt beeinflusst.

Das Fazit ist: Alle drei Komponenten des Wissens müssen verstanden und beachtet werden, damit unsere Erkenntnis der Wahrheit auch gute Früchte trägt. Das heißt, wir sollten den Wissenden, den Wissensvorgang und den Wissensgegenstand gleichermaßen beachten. Dann haben wir eine Chance, zur echten, ganzheitlichen Wahrheit zu gelangen. Dann wird unsere Reise zur Entdeckung der höchsten Wahrheit ans Ziel gelangen können.

Die einfache Wahrheit

Die Wahrheit ist tatsächlich aber auch einfach. Eine Dreiheit ist nur notwendig, solange ein Wissenssvorgang stattfindet, welcher Subjekt und Objekt des Wissens voneinander trennt. Wenn alles zum Selbst geworden ist, wenn die objektartige Welt bedeutungslos geworden ist, wird auch die Wahrheit einfach. Die Wahrheit ist das wahre Selbst. Das Wissen vom wahren Selbst ist perfektes, einfaches Wissen.

Sat-Cit-Ānanda ist ein Name für das wahre Selbst. Sat ist die Realität. Die einfache Wahrheit ist, wenn Satya, die Wahrheit, identisch mit der Realität ist. Untrennbar von dieser einfachen Wahrheit ist das reine, absolute Bewusstsein, Cit. Die einfache Wahrheit ist reines Bewusstsein. Ebenfalls untrennbar von der einfachen Wahrheit ist Ānanda, die Seligkeit, das unendliche Glücklichsein. Dafür lohnt es sich zu leben. Danach sollten wir alle streben, denn das wird uns erfüllen.

Von der Wirklichkeit zur Erkenntnis

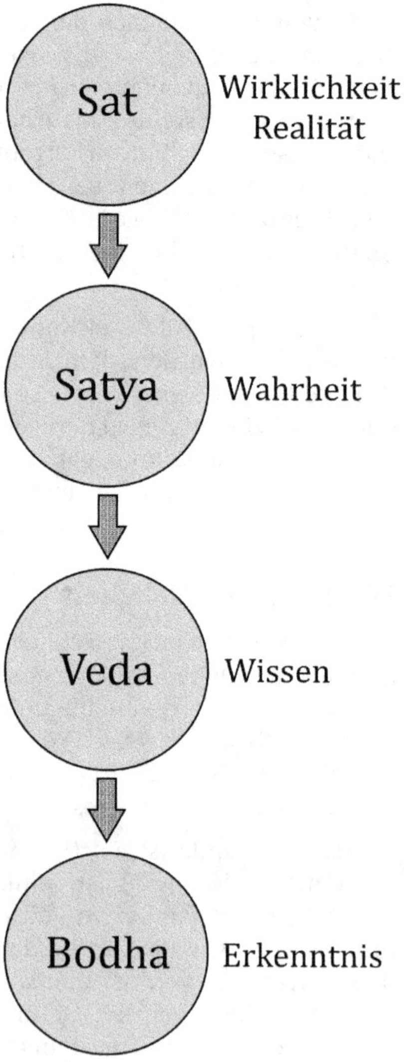

Es gibt eine Realität oder Wirklichkeit. Diese wollen wir erkunden.

Dabei haben wir entdeckt, dass diese Realität je nach Blickwinkel und je nach der verwendeten Sprache zu verschiedenen Wahrheiten führen kann. Diese Wahrheiten sind alle richtig, aber sie enthalten jeweils einen speziellen Standpunkt.

Sobald dann die jeweilige Wahrheit in einem Bewusstsein widergespiegelt wird, handelt es sich um Wissen. Zum Wissen gehört ein Wissender. Der Wissende ist das Bewusstsein, in dem sich die Wahrheit spiegelt.

Wenn jemand vom Nichtwissen zum Wissen kommt, nennen wir das eine Erkenntnis. Die Wirkung der Erkenntnis ist, Wissen zu haben, also etwas zu wissen. Diese Wirkung bleibt beständig für den Wissenden.

4. Die Etappen der Reise

Wo beginnt die Reise nach der höchsten Wahrheit?

Eine Reise kann immer nur da beginnen, wo wir jetzt sind. Wir sind auf der Erde. Hier auf der Erde erscheint alles so begrenzt. Alles was beginnt, endet auch wieder. Die Oberfläche der Erde erscheint begrenzt, die Ressourcen erscheinen begrenzt. Die Erde scheint nur eine begrenzte Zahl von Menschen ernähren zu können. Wer darf an der Fülle der Erde teilhaben und wer nicht? All das sind Fragen, die aus dem Eindruck der Begrenztheit entstehen. Aus diesem begrenzten Denken haben sich die wirtschaftlichen und sozialen Systeme entwickelt. Land wird verteilt. Das Konzept des Besitzes wurde erdacht, um eine Aufteilung der begrenzten Güter zu bewerkstelligen.

Wohin geht die Reise?

Wir suchen nach der perfekten Wahrheit. Dabei werden wir aus den scheinbaren Begrenzungen des irdischen Lebens herauskommen. Wie entkommt jemand den Begrenzungen? Ganz einfach, durch die Unbegrenztheit, durch die Unendlichkeit.

Diese Richtung hin zur Unendlichkeit hat auf der Erde mit der Entwicklung von Technologie begonnen. Technologie beruht auf wissenschaftlichen Erkenntnissen. Dabei war immer auch die Mathematik ein Orientierungsmaßstab. Die Mathematik ging durch mehrere Evolutionsstufen. Jede dieser Evolutionsstufen war eine bessere Annäherung an die Unendlichkeit.

Die erste Stufe begann mit der Entdeckung der Null in Indien. Ohne die Null gibt es keine intelligente Mathematik. Ohne die Null bleibt die Mathematik im Bereich der Begrenzungen. Die Technologie im römischen Reich konnte nur so weit kommen, wie wir heute noch aus den Bauwerken entnehmen können. Weiter ging die Technologie damals nicht, weil die Null unbekannt war, daher auch kein Dezimalsystem, daher keine exakten Berechnungen, daher keine hochentwickelte Technologie.

Die nächste große Stufe in der Mathematik war die Entdeckung der Infinitesimalrechnung, die Entdeckung von Ableitungen und Integralen, zeitgleich durch Newton und Leibnitz. Warum war das so wichtig? Weil dadurch erst die Unendlichkeit in den Bereich des Endlichen hineinreichen konnte. Das unendlich Kleine und das unendlich Große konnten jetzt beherrscht werden. Durch die Beherrschung der Unendlichkeit gelang es uns, Naturgesetze unter unsere Kontrolle zu bringen. Die Naturgesetze arbeiten in unseren Maschinen und Systemen zuverlässig, weil wir sie mit Hilfe der Unendlichkeitsrechnung gezähmt haben. Dabei sollten wir aber nicht zu arrogant werden, denn die Natur kann immer noch ihre ungezähmte Macht zum Ausdruck bringen. Dann stehen wir mit all unserer niedlichen Technologie ziemlich hilflos da.

Die nächste Stufe in der Evolution der Mathematik war die Mengenlehre. Sie ist noch nicht viel in Technologie eingeflossen. Wir werden sie aber in der Göttlichen Magie intensiv zu nutzen lernen. Das alles wird nicht trocken und langweilig werden, denn aus der vedischen Wissenschaft wissen wir, dass die Unendlichkeit (Ananta) immer auch unendliches Sat-Cit-Ānanda ist, das heißt unendliche Realität, unendliches Bewusstsein und unendliches Glück. Unsere Reise wird sehr faszinierend werden.

Die Reise wird von der Endlichkeit zur Unendlichkeit gehen. Sie wird uns dabei selbst verändern. Wir werden zunehmend unser höchstes Selbst entdecken und leben. Wir werden den Zugang zu perfektem Wissen bekommen, unser Bewusstsein unendlich ausdehnen und unendlich glücklich werden. Also, alle bitte einsteigen! Wir gehen auf eine Reise! Es geht los!

Satyam Eva Jayate

Unsere Reise beginnt mit einem Vers aus den Upaniṣad. Die Upaniṣad beschreiben den Vorgang des Transzendierens. Sie sind der Teil des Veda, der Begrenzungen auflöst und die Zuhörer oder Leser zurück in ihre eigene unbegrenzte Fülle bringt.

Der Vers 3.1.6 aus der Muṇḍaka Upaniṣad heißt:

सत्यमेव जयते नानृतं

सत्येन पन्था विततो देवयानः ।

येनाक्रमन्त्यृषयो ह्याप्तकामा

यत्र तत् सत्यस्य परमं निधानम् ॥६॥

4. Die Etappen der Reise

satyameva jayate nānṛtaṃ

satyena panthā vitato devayānaḥ

yenākramantyṛṣayo hyāptakāmā

yatra tat satyasya paramaṃ nidhānam //6 //

3.1.6 Nur mit Wahrheit kommt der Sieg, nicht mit Unwahrheit.
Durch die Wahrheit weitet sich der Pfad der Himmlischen,
so dass die Seher, die wirklich ihre Wünsche erfüllt haben,
aufsteigen zum Schatz dieser höchsten Wahrheit.

Der erste Teil des Verses, Satyam Eva Jayate wurde zum Motto der indischen Demokratie. Es ist das Motto Indiens, durch Wahrheit zu siegen. Oft wird er übersetzt als: „Nur die Wahrheit siegt." Das ist aber etwas ungenau, denn die Wahrheit ist ja kein Individuum, welches siegen könnte. Vielmehr ist sie eine Eigenschaft. Daher übersetze ich den Vers genauer: Nur mit Wahrheit kommt der Sieg, ...

Das bedeutet zum einen, dass die Wahrheit notwendig ist, um siegreich, um erfolgreich zu sein. Ohne Wahrheit kann kein dauerhafter Erfolg zustande kommen. Unwahrheit kommt früher oder später immer ans Tageslicht. Dann ist die Unwahrheit zerstört und wird durch die Wahrheit ersetzt. Alles was auf der Unwahrheit aufgebaut wurde, hat damit seine Grundlage verloren und der scheinbare Erfolg wird wieder zunichte.

Zum anderen bedeutet der Vers aber auch, dass die Wahrheit bereits ausreicht, zu siegen. Die Erkenntnis der Wahrheit führt nämlich zu korrekter Handlung, welche siegreich ist, also erfolgreich ist. Wir erkennen die Wahrheit und es entsteht eine Handlung, welche uns den Erfolg bringt. Diese Handlung müssen wir nicht selbst tun, sondern sie geschieht einfach.

Wer ist an der siegreichen Handlung beteiligt? Es sind die Devā, die wir schon beim Erkenntnisvorgang entdeckt haben. In dem Vers habe ich sie als die Himmlischen übersetzt. Was bedeutet das für uns konkret? Es bedeutet, dass wir die Handlung nicht selbst ausführen müssen. Sie wird für uns gemacht. Sie wird von himmlischen Wesen durchgeführt und bringt uns dann den Erfolg. Welche Magie! Göttliche Magie!

Wer sind nun diese himmlischen Wesen? Im Sanskrit heißen sie Devā oder auch Devatā. Die Nachsilbe tā bedeutet ein Prinzip, ähnlich wie die deutsche Nachsilbe ‚schaft'. Devatā ist also das Prinzip der Devā.

Allgemein wird Deva als ein Gott, Devā als die Götter übersetzt. Damit sind allerdings eine ganze Menge von religiösen Verwirrungen assoziiert. Daher möchte ich sie lieber als die Naturgesetze bezeichnen. Diese Naturgesetze müssen keine anonymen Regeln für das Universum bleiben. Sie können auch einen persönlichen Charakter annehmen, welchen ich in der Sprache der vedischen Mythologie beschreiben werde. Zur göttlichen Magie gehört auch, mit den Devā persönlich kommunizieren zu können.

Die meisten Menschen glauben, dass sie selbst handeln. Das ist ein Trugschluss. Sie glauben, dass alle ihre Handlungen durch ihren Körper passieren. Aber selbst wenn eine Handlung durch den Körper passiert, sind daran Naturgesetze beteiligt. Der Körper bewegt sich, weil Naturgesetze die Muskeln aktivieren. Die Impulse für die Muskeln kommen von den Nervenfasern. Die Impulsleitung in den Nerven geschieht durch Naturgesetze. Die Nerven kommen vom Gehirn. Auch alles was dort passiert, wird nur durch die Naturgesetze bewirkt. Auch die Gehirnsoftware, die das gesamte Gehirn und Nervensystem steuert, wird durch Naturgesetze am Laufen gehalten. Diese Naturgesetze sind die Devā, die in unserem Körper wirken. Also wird jegliche Handlung in unserem Körper durch Devā ausgeführt.

Was führt unsere Handlungen zum Erfolg? An einem Erfolg ist ja auch unsere gesamte Umgebung beteiligt. Wie wirkt jede Handlung auf unsere Umgebung? Wie wirkt eine Handlung auf Personen, auf Tiere, auf Pflanzen, auf das Ökosystem? All diese Auswirkungen unserer Handlungen werden von den Devā bewirkt.

Unsere Freiheit besteht darin, uns für eine Handlungsweise zu entscheiden. Wenn diese Entscheidung einmal getroffen ist, passiert die Handlung automatisch durch das Wirken der Devā. Dabei ist es nur eine von mehreren Möglichkeiten, die Handlung durch unseren Körper in Bewegung zu setzen. Es gibt noch viele andere Möglichkeiten.

Wir haben uns eine Vielzahl von Hilfsmitteln, von Werkzeugen geschaffen, um die Handlungen unseres Körpers zu verstärken. Mit Werkzeugen können wir Dinge bearbeiten, verändern, verfeinern, neu schaffen und auch wieder beseitigen. Wir können heute vieles mit einfachen Knopfdrücken erledigen. Durch die Computertechnologie können wir sogar unsere

Sprache verwenden, um Prozesse in Gang zu setzen, wir können berechnen lassen, nach Informationen suchen lassen, Nachrichten weiterleiten lassen, usw. All diese vielfältigen Werkzeuge funktionieren durch die Devā, das heißt durch die Naturgesetze.

Wenn wir aber glauben, dass immer unser Körper notwendig sei, um zu handeln, schränken wir unseren Wirkungskreis unnötig ein. Mit göttlicher Magie können wir noch auf ganz anderen Ebenen handeln lassen. Wir handeln ohnehin nicht selbst. Es sind immer die Naturgesetze, die handeln, auch wenn die Naturgesetze durch unseren Körper Handlungen beginnen. Mit der göttlichen Magie können wir diese körperliche Begrenzung überschreiten. Wir können mit den Devā kommunizieren und sie dazu veranlassen, Handlungen auf andere Art zu beginnen, ohne dass wir dazu unsere körperlichen Handlungsorgane verwenden.

Damit erweitern sich unsere Fähigkeiten erheblich. Einem Ungebildeten erscheint es dann so, als ob wir von einem glücklichen Zufall in den anderen geraten. Alles funktioniert so gut. Für uns ist göttliche Magie aber ein Bestandteil unseres Lebens, den wir bewusst nutzen können, um diese glücklichen Zufälle zu erschaffen. Es heißt ‚Jeder ist seines Glückes Schmied.' Das bedeutet für uns, dass wir unser Glück beliebig erschaffen und gestalten können. Unser bestes Werkzeug dafür ist die göttliche Magie.

Wie erschaffen wir unser Glück? Zunächst einmal mit der Entscheidung, dass wir es wollen. Wir können es entscheiden. Wir haben eine mächtige Armee von Devā zur Verfügung, unsere Entscheidungen in die Tat umzusetzen. Wann werden sie unseren Entscheidungen entsprechend agieren? Wenn wir es klar wollen, also keinerlei gedankliche Verwirrung haben und wenn wir geschickt vorgehen. Was bedeutet hierbei geschickt zu sein? Genau das erklärt unser Vers.

In dem Vers sind wir die Seher, die nach der Wahrheit suchen. Wir wissen bereits, dass nur die Wahrheit siegt, nicht die Unwahrheit. Aber wie kommen wir zur perfekten Wahrheit? Das beantwortet unser Vers in der dritten Zeile:

„so dass die Seher, die wirklich ihre Wünsche erfüllt haben,"

Bei unserer Suche nach perfekter Wahrheit werden wir alle unsere Wünsche erfüllen können. Wie soll das gehen? Ganz einfach: Die Wahrheit siegt ja immer, also werden wir damit immer Erfolg haben und auf diese

Weise alle unsere Wünsche erfüllen können. Wenn wir dann unsere Wünsche erfüllt haben, kommen wir auf eine höhere Ebene, die in der vierten Zeile des Verses beschrieben ist:

„aufsteigen zum Schatz dieser höchsten Wahrheit."

Das bedeutet, wir können die höchste Wahrheit erkennen. Es bedeutet aber auch, dass wir einen Schatz finden werden, den Schatz der höchsten Wahrheit eben. Was ist der Vorteil, einen Schatz zu finden? Es macht uns glücklich. Jeder Schatz macht uns glücklich. Je größer, desto glücklicher. Der Schatz der höchsten Wahrheit ist enorm groß und er wird uns enorm glücklich machen. Unser Glück wird sogar das Glück der meisten Devā überschreiten. Als Menschen haben wir diese Anlagen in uns. Wir müssen sie lediglich geschickt entfalten. Dazu mehr im nächsten Abschnitt.

Wir haben bisher die zweite Zeile unseres Verses übersprungen. Sie zeigt uns eine wichtige Erkenntnis, wie wir unsere Situation verbessern können:

„Durch die Wahrheit weitet sich der Pfad der Himmlischen,"

Indem wir nach der höchsten Wahrheit suchen, passiert etwas. Der Pfad der Himmlischen weitet sich. Was bedeutet das? Die himmlischen Wesen, also die Devā, können durch unsere Erkenntnis der Wahrheit auf einem breiteren Pfad gehen. Vorher hatte ich erklärt, wie jede Handlung durch den Körper völlig auf den Naturgesetzen, den Devā, beruht. Auf diese Weise lassen wir die Devā handeln, um Ergebnisse zu erreichen, um Erfolge zu erzielen, um zu gewinnen. Durch unsere Körper und unsere technologischen Hilfsmittel handeln die Devā, so dass wir gewinnen. Das ist aber nur ein sehr eingeengter Pfad für die Devā. Sie könnten viel mehr erreichen, wenn der Pfad breiter wäre. Damit meine ich aber nicht Gewichtszunahme!

Wir sind als Menschen mit freiem Willen ausgestattet. Wir können wählen, wie wir unseren freien Willen gebrauchen möchten. Wir können bestimmen, dass jede Handlung nur durch unseren Körper passiert. Dann ist es so. Wir können den Devā aber auch viel mehr Möglichkeiten einräumen, uns Gutes zu tun. Das ist nur unsere Entscheidung. Indem wir unser Wissen erweitern, erweitern wir auch den Pfad, auf dem die Devā für uns aktiv werden können.

Warum machen sie das nicht automatisch? Weil sie sich zurückhalten. Sie sind beinahe schüchtern bei ihrem Versuch, uns zu helfen. Wir Menschen sind mächtige Wesen und die göttlichen Wesen sind da eher etwas vorsichtig, nicht zu sehr in unsere Entwicklung einzugreifen. Es ist beinahe so wie bei Startrek, bei der die hochentwickelten Raumfahrer nicht in die Entwicklung primitiver Zivilisationen eingreifen dürfen, obwohl sie es könnten. Diese Regel wird bei Startrek als die erste kosmische Direktive bezeichnet. Sie lautet etwa so: Solange die Primitiven nichts von den Raumfahrern wissen, dürfen sie nicht in ihrer Willensfreiheit eingeschränkt werden, auch dann nicht, wenn sie gerade wieder ein großes Chaos angerichtet haben. Das beschreibt in etwa auch unsere Situation als Menschheit in Bezug auf die Devā.

> Kennst du diesen Raumfahrerwitz: „Kinder, lasst die Scheiben oben, wir fliegen gerade am Planeten Erde vorbei!"

Wie können wir diese Situation verbessern? Indem wir unser Wissen vervollständigen! Dann bleiben wir eben nicht mehr die primitiven Außenseiter im Universum. Dann ist es den Devā möglich, uns immer mehr und immer größere Wünsche zu erfüllen. Und schließlich können wir aufsteigen zum Schatz des höchsten Wissens. Dann erleben und genießen wir unsere vollen Möglichkeiten: Sat-Cit-Ānanda. Unendliches Sein, unendliches Bewusstsein, unendliches Glück. Kurz gesagt: Den Himmel auf Erden.

Wahrheit - Der Blick nach oben

Was werden wir erleben bei unserem Aufstieg zur höchsten Wahrheit? Der Pfad der Devā weitet sich und wir werden alle unsere Wünsche wirklich erfüllt bekommen. Wir werden immer mehr wissen und immer mehr erreichen können. Und das Wichtigste, wir werden immer glücklicher werden. Dazu gibt es eine weitere Upaniṣad-Stelle, die dieses Glück beschreibt und gleichzeitig auch einen Einblick in die Abstufungen von Glück gibt, die bei den Devā existieren.

Die Taittirīya Upaniṣad sagt ab Vers 2.8.1:

„Das Folgende ist eine Untersuchung in Bezug auf das Glücklichsein. Gehe aus von einem jungen Mann, der gut ist, in den Schriften gebildet, diszipliniert, entschlossen und sehr stark. Nimm an, dass ihm diese ganze Erde mit ihrem ganzen Reichtum gehört. Das ist eine Einheit menschlichen Glücks."

Also, ein starker, junger Prinz mit gutem Charakter und guter Bildung, dem die ganze Welt gehört, ist eine Einheit menschlichen Glücks.

Die Taittirīya Upaniṣad geht weiter:

„Diese Einheit menschlichen Glücks multipliziert mit hundert ist das Glück der menschlichen Gandharvā und es ist auch das Glück eines Śrotriya, eines Vedenhörers, der seine Wünsche erledigt hat."

Was sind menschliche Gandharvā? Es sind die vielen Naturwesen, welche auf der Ebene von Schwingungen die ganze Natur am Funktionieren halten. Sie sind sehr wasser- und erdverbunden. Es sind Elfen, Gnome und ähnliche Naturgeister. Durch ihre Schwingungen blüht das Leben überall. Ihr höchstes Glück ist hundertmal mehr als das des jungen Prinzen.

Aber der Vedenhörer, der seine Wünsche erfüllt hat, ist auch auf der gleichen Ebene. Śruti ist das Gehörte. Die höchste Weisheit der Veden wird direkt gehört. Der Śrotriya ist derjenige, der die Schwingungen der Veden direkt als Klänge hört.

Dann geht die Taittirīya Upaniṣad einen Schritt weiter:

„Hundertmal das Glück der menschlichen Gandharvā ist eine Einheit des Glücks der himmlischen Gandharvā und es ist auch das Glück eines Śrotriya, eines Vedenhörers, der seine Wünsche erledigt hat."

Wer sind die himmlischen Gandharvā? Es sind Engelwesen, die mit Licht und Klang in die Naturabläufe eingreifen und Harmonie erzeugen. Und wieder ist unser Vedenhörer, der seine Wünsche erfüllt hat, auch auf der gleichen Ebene.

Die Taittirīya Upaniṣad kommt zur nächsten, noch glücklicheren Ebene von Wesen:

„Hundertmal das Glück der himmlischen Gandharvā ist eine Einheit des Glücks der Ahnen (der Väter), deren Welt lange fortbesteht und es ist auch das Glück eines Śrotriya, eines Vedenhörers, der seine Wünsche erledigt hat."

Und das Glück wird noch mehr:

„Dieses Glück der Ahnen, deren Welt sehr langlebig ist, hunderfach multipliziert ist eine Einheit des Glücks der Ājānajā Devā, die in der Devā Welt geboren sind und es ist auch das Glück eines Śrotriya, eines Vedenhörers, der seine Wünsche erledigt hat."

4. Die Etappen der Reise

Die Ājānajā Devā sind Naturgesetze, die zu einer gewissen Zeit entstanden sind. Sie waren also nicht seit Beginn des Universums bereits da, sondern sind erst später entstanden. Das ist ihre Ebene des Glücks.

Die Taittirīya Upaniṣad geht weiter:

„Das Glück der Devā, die in der Devā Welt geboren sind, einhundertmal multipliziert gibt eine Einheit des Glücks der Karma Devā, die durch die Handlung von Devā dazu geworden sind und es ist auch das Glück eines Śrotriya, eines Vedenhörers, der seine Wünsche erledigt hat."

Dies sind Naturgesetze, die durch Handlung dazu geworden sind. Sie treten in Aktion, sobald im neuen Universum etwas beginnt, Konsequenzen zu haben. Handlungen, die Ergebnisse zeigen, geschehen unter ihrer Aufsicht. Das Gesetz der Ursache und Wirkung wird von ihnen verwaltet.

Es gibt noch mehr Glück in der Taittirīya Upaniṣad:

„Einhundertmal das Glück der Karma Devā ist eine Einheit des Glücks der Devā und es ist auch das Glück eines Śrotriya, eines Vedenhörers, der seine Wünsche erledigt hat."

Die Devā sind die grundlegenden physikalischen Naturgesetze, wie z.B. Vāyu, das Gesetz des Impulses, oder Agni, das Gesetz der Energie, oder Varuṇa, das Gesetz des Drucks.

Jedes dieser Naturgesetze hat mehrere Komponenten, die sich einzeln als mathematische Gleichungen aufschreiben lassen. Allen gemeinsam ist, dass sie zu jeder Zeit und an jedem Ort des Universums gleichermaßen wirken. Alles, was in ihren Einflussbereich fällt, wird immer und überall mathematisch genau so geregelt, wie es das jeweilige Naturgesetz vorsieht. Die Naturgesetze sind unsterblich. Darüber werden wir später noch genauer sprechen.[13]

Die Taittirīya Upaniṣad kommt zur nächsten Ebene des Glücks:

„Einhundertmal das Glück der Devā ist eine Einheit des Glücks von Indra und es ist auch das Glück eines Śrotriya, eines Vedenhörers, der seine Wünsche erledigt hat."

Indra ist der König der Devā. Er ist das Naturgesetz des elektromagnetischen Feldes. Er regiert Licht, Radiowellen, Gammastrahlen, aber auch den Blitz und den elektrischen Strom.

[13] In Göttliche Magie Band 2

„Einhundertmal das Glück des Indra ist eine Einheit des Glücks von Bṛhaspati und es ist auch das Glück eines Śrotriya, eines Vedenhörers, der seine Wünsche erledigt hat."

Bṛhaspati ist der Lehrer der Devā. Er extrahiert Wissen aus Information. Sein Name setzt sich so zusammen: Die Wurzel Bṛh bedeutet, sich bemühen, etwas zu bewirken, As bedeutet eine Handlung, Pati ist ein Meister. Damit ist also Bṛhaspati der Meister darin, durch Handlung etwas zu bewirken. Er ordnet die beinahe endlose im Universum verfügbare Information zu einem nützlichen Wissen und gibt dieses Wissen an die Naturgesetze weiter, so dass ihr Wirken einen größeren Zweck erfüllt.

„Einhundertmal das Glück des Bṛhaspati ist eine Einheit von Glück des Prajāpati und es ist auch das Glück eines Śrotriya, eines Vedenhörers, der seine Wünsche erledigt hat."

Prajāpati ist der Erschaffer des Universums. Er hat unter dem Vorsitz des Schöpfers Brahmā alles im Universum erschaffen und die Schöpfung geht immer weiter.

„Einhundertmal das Glück des Prajāpati ist eine Einheit des Glücks von Brahmā und es ist auch das Glück eines Śrotriya, eines Vedenhörers, der seine Wünsche erledigt hat."

Es gibt noch eine Ebene darüber, nämlich die unendliche Ebene von Glück. Die Taittirīya Upaniṣad beschreibt sie in den Versen von 2.9:

यतो वाचो निवर्तन्ते ।

अप्राप्य मनसा सह ।

आनन्दं ब्रह्मणो विद्वान् ।

न बिभेति कुतश्चनेति ।

yato vāco nivartante
aprāpya manasā saha
ānandaṃ brahmaṇo vidvān
na bibheti kutaścaneti

2.9 ...Wer das Glück von Brahman kennt, von dem die Sprache zurückkehrt, ohne es mit Sinneskontrolle zu erfassen, fürchtet sich nicht, egal wovor.

Das ist die unendliche Ebene von Glück, welche durch Worte nicht mehr zu beschreiben ist. Die Worte kehren um, ohne dieses unendliche Glück erreicht zu haben. Sie können es nicht mehr erfassen. Dieses Glück ist nicht mehr mit Worten zu beschreiben.

Auch beschreibt die Taittirīya Upaniṣad in den Versen von 2.9, dass dieser unendlich Glückliche aus dem System des Karma aussteigt, denn Handlungen belasten ihn nicht mehr:

एतं ह वाव न तपति ।

किमहं साधु नाकरवम् ।

किमहं पापमकरवमिति ।

स य एवं विद्वानेते आत्मान स्पृणुते ।

उभे ह्येवैष एते आत्मान स्पृणुते ।

य एवं वेद ।

इत्युपनिषत्

etaṃ ha vāva na tapati
kimahaṃ sādhu nākaravam kimahaṃ pāpamakaravamiti
sa ya evaṃ vidvānete ātmāna spṛṇute
ubhe hyevaiṣa ete ātmāna spṛṇute ya evaṃ veda
ityupaniṣat

2.9 ...Nicht einmal solche Gedanken wie: 'Warum habe ich nicht richtig gehandelt? Warum habe ich eine Sünde begangen?', quälen den, der diese Erkenntnis des Selbst wirklich erreicht hat. Er betrachtet beide wirklich klar als dieses Selbst, wer das so weiß. Das ist die Upaniṣad.

Soweit geht die Taittirīya Upaniṣad in der Beschreibung der Ebenen des Glücks, welche die Naturgesetze genießen, und die auch von Menschen erreicht werden können. Nachdem wir den Blick nach oben, weit nach oben betrachtet haben, und den Schatz der höchsten Wahrheit als unendliches Glück erkannt haben, schauen wir nun das Ganze aus der Sicht dieser überglücklichen Wesen an. Mit dem Blick nach unten beginnt die Schöpfung, die Manifestation.

Manifestation - Der Blick nach unten

Was wird passieren, wenn all diese glücklichen und mächtigen Wesen von uns Kenntnis nehmen, während wir zum Schatz des höchsten Wissens aufsteigen? Sie werden sich immer mehr für uns und unsere Erde interessieren. Sie werden beginnen, mehr auf unsere Wünsche zu reagieren und uns helfen, unsere Situation auf der Erde zu verbessern. Dann passiert das, was unser Vers Satyam Eva Jayate am Anfang des Kapitels in Aussicht gestellt hat:

„Durch die Wahrheit weitet sich der Pfad der Himmlischen,"

Die Devā sind die Naturgesetze und sie haben die Macht, alles im Universum zu ordnen. Das heißt sie können alles so laufen lassen, wie es läuft, oder aber alles ändern. Sie haben die Macht, unsere Situation zu verbessern. Damit das passiert, müssen wir lediglich auf dem Pfad nach oben schauen, müssen wir wirklich versuchen, das höchste Wissen zu erreichen. Das ist etwas, was wir zustande bringen können.

Während wir uns dem höchsten Wissen annähern, beweisen wir, dass wir doch nicht so primitiv sind, wie es bisher im Universum bekannt geworden ist. So können wir beweisen, dass wir mehr sind als nur primitive Völker, die sich in Ego, Gier und Zorn verfangen, immer wieder gegenseitig umbringen und dabei auch noch ihre einzige Umwelt zerstören. Wir können beweisen, dass wir besser sind als unser Ruf. Wir können beweisen, dass wir es wert sind, die Erde, dieses Juwel des Kosmos, zu verwalten und zu beschützen.

Dann werden wir eine neue Situation im Universum geschaffen haben. Im Universum ist alles miteinander verbunden. Unser Universum ist holografisch. Alles hängt mit allem zusammen. Jedes Teil spiegelt das Ganze wider.

Wenn wir uns also dem höchsten Wissen annähern, werden die Devā ihre Macht zeigen. Sie werden den Blick nach unten wagen. Sie werden auf einem erweiterten Pfad zur Erde kommen und uns helfen. Sie werden uns helfen, zunächst alle unsere Probleme zu lösen und dann werden sie uns helfen, die Erde wieder zu dem zu machen, was sie eigentlich sein könnte.

Mit Hilfe der Devā kann die Erde zu ungeahntem Glanz und Fülle aufsteigen. Die Devā haben die Macht, dies zu erreichen. Das ist der nach unten gerichtete Blick der Manifestation. Aus Sicht der Devā ist es nicht unbedingt nötig, zu manifestieren. Es macht ihnen aber Freude, dies für uns zu tun, solange wir uns dafür als würdig erweisen. Wir haben die Fähigkeit, die Devā dazu zu inspirieren. Wir haben es also in der Hand, den Pfad der Devā zu erweitern und damit wirklich Großes zu erreichen.

Der gesamte Weg

Was ist nun der gesamte Weg? Es ist ein Weg aufwärts, hin zum Schatz des höchsten Wissens. Danach ist es ein Weg zurück, ein Weg der Manifestation. Das ist die göttliche Magie. Sie schafft den Himmel auf Erden.

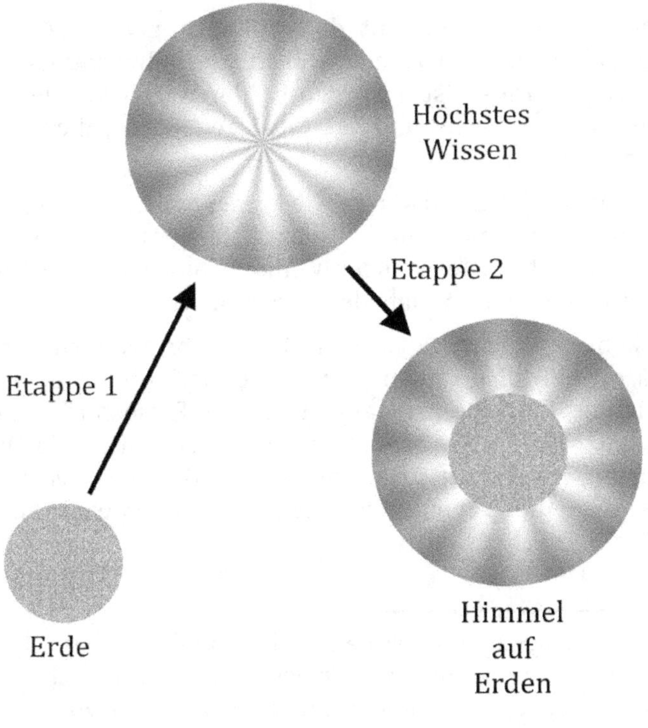

Diesen Weg können wir immer wieder beschreiten und er wird uns immer neue Wunder bescheren. Je weiter wir bis zum höchsten Wissen vorankommen, desto überraschender und erfüllender werden die Wunder sein, die uns auf dem Weg nach Hause geschenkt werden.

Der Weg aufwärts zur höchsten Wahrheit geht von unserem bisherigen Wissen aus, das immer umfangreicher, größer und ganzheitlicher wird. Es ist nicht nur ein theoretisches Wissen, denn mit Siddhi-Fähigkeiten[14] können wir das neugewonnene Wissen immer auch praktisch in unserem Leben manifestieren.

Auf dem Weg aufwärts zur höchsten Wahrheit werden wir unsere Wünsche erfüllen. Sicher werden wir einige unserer Wünsche wieder vergessen, vor allem diejenigen, die uns und unserer Umgebung schaden könnten. Viele der positiven Wünsche werden wir aber in der Kommunikation mit dem Allwissenden und Allmächtigen abgleichen. Dann werden wir uns sicher sein, dass es sinnvoll ist, diese Wünsche erfüllt zu bekommen. Und sie werden sich erfüllen.

In der Kommunikation mit dem Allmächtigen werden sich unsere Wünsche erfüllen. Die Devā sind die Kräfte des Allmächtigen. Die wirkliche Kraft des Allmächtigen ist Śakti. Sie ist der weibliche Ausdruck der Allmacht. Mit ihr gelingt alles und ihre Devā freuen sich, alle unsere Wünsche zu erfüllen.

Dies ist unser Weg aufwärts. Mit immer vollständigerem Wissen nähern wir uns immer mehr an die Unendlichkeit an. Dabei werden alle unsere Wünsche erfüllt. Je weniger Wünsche noch zu erfüllen sind, desto näher kommen wir zum Schatz der höchsten Wahrheit.

Dann kehren wir zurück zur Erde. Mit uns bringen wir dann eine Schar von Devā, die glücklich sind, mit uns zu kooperieren. Ihre Chefin, die Śakti des Allwissenden, freut sich, dass wir unsere Reise zum höchsten Wissen unternommen haben. Sie belohnt uns dafür reichlich. Die Devā kommen dann mit uns zurück zur Erde und wir werden alle zusammen unseren Planeten in eine neue Welt umwandeln. Zusammen werden wir den Himmel auf Erden schaffen.

---

[14] Siddhis sind außergewöhnliche Fähigkeiten des Bewusstseins. Im Buch Gehirnsoftware habe ich beschrieben, wie diese zuverlässig erreicht werden können. Es braucht nur vier Tage mit guter Anleitung, um 20 Siddhis zu beherrschen.

Wo endet die Reise?

Damit sind wir am Ende unserer Reise angekommen. Wir sind zurückgekehrt nach Hause. Nun werden wir unser Zuhause umgestalten. Wir werden die Erde beleben mit dem Schatz der höchsten Wahrheit. Wir werden die Qualitäten der Unendlichkeit hineinbringen in die Endlichkeit auf der Erde. Die Begrenzungen hier auf der Erde werden aufgehoben oder unwichtig werden.

Die Begrenzung der Energie wird aufhören. Es wird unendliche Energie zur Verfügung stehen. Die Begrenzung des Wissens wird aufhören. Jeder wird Zugang zu allem Wissen haben, direkt, ohne technische Hilfsmittel. Die Wahrheit wird siegen. Unwahrheit wird sich nicht länger halten können. Geheime, versteckte Operationen zur Unterdrückung der Menschheit werden sofort aufhören, weil sie keine Chance mehr auf Erfolg haben werden.

Der Hunger wird besiegt werden. Mit unendlicher Energie können unendliche Ressourcen erzeugt werden. Die Menschen werden unendlich glücklich werden. Damit werden all die Verlockungen zu kleinen vergänglichen Freuden nicht mehr interessant sein.

Auch das Bewusstsein wird auf seine unendliche Ebene kommen. Bewusstseinsentwicklung wird der wichtigste Faktor in der Erziehung werden. Menschen werden schon früh lernen, ihr Bewusstsein zu entwickeln, glücklich und unabhängig zu werden, alle ihre guten Wünsche zu erfüllen. Aus diesem Erziehungssystem werden Menschen mit einem edlen Charakter hervorkommen.

Das Leben auf der Erde wird eine wahre Freude werden. Die Freiheit der Menschen wird enorm zunehmen. Sogar die Devā werden eine solche Freude am Planeten Erde entwickeln, dass sie sich hier gerne immer wieder in menschlicher oder menschenähnlicher Form zeigen werden. Das wird der Beginn einer interstellaren Raumfahrt werden. Die gedanklichen Begrenzungen in unserer Fähigkeit, interstellar zu reisen, werden wir hinter uns lassen. Die Erde wird das jüngste Mitglied in Kooperationen von interstellaren Lebewesen werden. Sie wird ein Juwel im Kosmos werden, der gerne von allen besucht wird. So wird der Himmel auf Erden entstehen.

5. Himmel und Erde

Paramātma - Das höchste Selbst

Was passiert, wenn wir einen Blick in die himmlischen Ebenen der Schöpfung wagen? Die himmlischen Ebenen und ihre Bewohner werden verstärkt auf uns aufmerksam. Sie beginnen dann, ihre Manifestationskraft auf die irdische Ebene anzuwenden. Sie machen das ohnehin schon, denn sie verwalten alles im Universum. Alles im Universum wird von den Naturgesetzen, den Devā, organisiert. Sie sind die Kräfte des Höchsten, des Einen. Alles geschieht nach seinem Willen. Die Devā sind die Kräfte der allmächtigen Śakti, des weiblichen Aspekts des Höchsten.

Im Veda und der vedischen Literatur werden die Devā als Bewohner verschiedener Himmel beschrieben. Im vorherigen Kapitel habe ich eine Aufzählung verschiedener Wesen aus den Upaniṣad zitiert. Sie unterscheiden sich durch den Grad des Glücks, das sie erfahren können. Je höher ein Wesen entwickelt ist, desto mehr Glück kann es erfahren.

Wir als Menschen haben die einzigartige Möglichkeit, auf diesem Pfad zunehmenden Glücks aufzusteigen. Wenn wir unsere Wünsche wirklich erfüllt haben, können wir das gleiche Glück erfahren, wie die Devā auf den verschiedenen himmlischen Ebenen. Diese außergewöhnliche Chance sollten wir alle nutzen.

Swami Brahmananda Sarasvati Shankaracharya von Jyotirmath, ein großer Meister aus meiner vedischen Tradition hat es in seiner klaren Sprache deutlich gesagt, welche Chance wir haben und was passiert, wenn wir die Chance nicht nutzen. Im folgenden Kasten zitiere ich Vortrag 59 seiner 108 Vorträge.[15]

---

[15] Aus 108 Discourses of Guru Dev, Paul Mason, Premanand 2009, 2016. Deutsche Übersetzung von Heinz Krug.

Dieser seltene menschliche Körper wird nach 8 Millionen 400 Tausend Leben erreicht; Lass ihn nicht ohne Zweck gehen. Jeder Moment des Lebens ist sehr wertvoll. Wenn du seinen Zweck nicht verstehst, wirst du nur weinen und nichts in der Hand halten. Du wurdest zu einem menschlichen Wesen, daher hast du die Stärke zu bedenken, was in den Schriften gesagt wurde und dann kannst du bestens nach Erleuchtung streben. Betrachte dich nicht als schwach und gefallen. Das was bisher getan wurde, verstehe als unbeabsichtigt. Aber jetzt sei vorsichtig. Widme dich der Handlung, die zu einem Menschen passt. Verstehe aus dir selbst heraus, was gut und was schlecht ist. Widme dich der Handlung, die gut ist und lehne die schlechte ab. Wenn du, nachdem du zu einem menschlichen Wesen geworden bist, nicht das Wissen des höchsten Selbst (Paramātma) erlangst, dann verstehe, dass das so ist, als hättest du einen Diamanten zum Preis von Spinat verkauft. Die Verehrung des höchsten Selbst ist nicht für das höchste Selbst. Die Verehrung des höchsten Selbst ist für das Verschwinden deines Leidens, das Verschwinden von Unruhe und das Verschwinden der Unwissenheit und Schwäche. Das höchste Selbst ist allwissend, allmächtig und unendliche Glückseligkeit. Die Verehrung ist eine Weise, diese unbegrenzte Stärke in den Griff zu bekommen. Die Bedeutung des menschlichen Lebens besteht darin, dieses Werk zu vollbringen. Wenn keine Anstrengung in dieser Richtung unternommen wird, dann stelle sicher, dass du es auswendig lernst und verstehst.

Was ist Paramātma, dem wir uns zuwenden sollen? Eine seiner Eigenschaften ist die Allwissenheit. Er ist also identisch mit diesem Schatz des höchsten Wissens, den wir im Vers ‚Satyam Eva Jayate ...' schon vorher entdeckt haben. Ihn zu erreichen, macht das Leben lebenswert und erfüllend. Er braucht unsere Verehrung nicht, denn er ist ohnehin immer allwissend, allmächtig und unendlich glücklich. Wir können uns ihm aber zuwenden, ihn verehren und aus Leiden herauskommen, in tiefe Stille kommen und alle Schwächen und Unwissenheit hinter uns lassen.

Wo ist Paramātma? Er ist überall. Er durchdringt das gesamte Universum. Wenn wir uns ihm zuwenden und ihn verehren, können wir das immer im Hier und im Jetzt tun. Allwissenheit bedeutet auch, dass er jeden

Gedanken und jedes Gefühl von uns kennt. Die Verehrung von Paramātma ist also niemals umsonst. Von ihm wird alles wahrgenommen und entsprechend belohnt. Die Devā, die Naturgesetze, sind seine Kräfte, sie sind die einzelnen Kräfte seiner großen Kraft, seiner allmächtigen Śakti und sie führen ihre Funktionen entsprechend ihrer Anweisungen aus. Auf diese Weise ist Paramātma allmächtig.

Paramātma (höchstes Selbst) hat auch die Namen Paramesvara (höchster bester Herrscher) und Parabrahman (höchste Ganzheit). Im Wesentlichen ist das der Gleiche. Der Unterschied in den Namen rührt nur von der Art, wie man sich ihm annähern kann. Das werden wir später noch genauer betrachten.

Individuelle Selbste

Das höchste Selbst gibt es nur einmal. Von den individuellen Selbsten gibt es im Universum hingegen eine riesige Anzahl. Jeder Mensch, jedes Tier, jede Pflanze hat ein individuelles Selbst. Und unser Planet ist bei weitem nicht der einzige mit Leben erfüllte Planet im Universum.

Biologen haben die Tier-, Pflanzen- und Pilzspezies auf der Erde gezählt und kommen auf die Zahl 8,7 Millionen. Damit kommen sie erstaunlich nahe an die 8,4 Millionen Lebensformen, von denen Swami Brahmananda Sarasvati gesprochen hat. Er hatte einen direkten Zugang zu korrektem Wissen.

Von jeder Spezies gibt es viele Einzellebewesen. Alle haben ihr individuelles Selbst. Um die Gesamtanzahl individueller Selbste abzuschätzen, werden wir zunächst die Zahl der Lebewesen auf der Erde abschätzen. Dann werden wir die Gesamtzahl aller Sonnen betrachten, von denen ein winziger Bruchteil für uns nachts als Sterne am Sternenhimmel erscheint. Dann werden wir die möglichen Planeten in habitablen Zonen betrachten, also in Zonen, in denen Wasser in flüssiger Form vorkommen kann. Auf diese Weise können wir die Mindestzahl an Individuen im Universum abschätzen.

Auf der Erde gibt es etwa 3 Billionen (3 * 10^12) Bäume und schätzungsweise noch einige hunderttausend Mal so viele kleinere Pflanzen, Gräser, Getreide, Blumen, Sträucher, usw. Damit können wir die Anzahl der individuellen Selbste in Pflanzen auf etwa 1 Trillion (10^18) einschätzen. Das ist nur eine ungenaue Schätzung, lediglich die Anzahl der Bäume wurde wissenschaftlich von Biologen ermittelt.

Bei der Tierwelt möchte ich zunächst die Wirbeltiere betrachten. 50 Milliarden Vögel. 1 Billion Fische. 1 Billion Mäuse und kleine Nager (der Rest der Säugetiere fällt da nicht mehr stark ins Gewicht). 1 Billion Reptilien. Damit kämen wir auf etwa 3 Billionen Wirbeltiere. Wenn wir alle anderen Tiere mit einbeziehen, die zumindest Augen haben, dann kommen wir mit Schalentieren, Oktopussen, Tintenfischen usw. mindestens auf den 3-fachen Wert von 10 Billionen (10^13). Mit Insekten vielleicht noch auf 1 Million Mal mehr. Damit wären wir bei etwa 10 Trillionen (10^19) Tierindividuen, die sehen können.

Wenn wir die Tier- und Pflanzenwelt mikroskopisch betrachten, wächst die Zahl der Individuen sehr schnell. Das kann bis auf die Ebene von individuellen Mikroben gehen, die dann aus einer einzigen lebendigen Zelle bestehen.

Nach heutigen Erkenntnissen der Astronomie gibt es etwa 1 Billion Galaxien. Im Durchschnitt hat jede der Galaxien etwa 100 Milliarden Sonnen. Damit haben wir in unserem sichtbaren Universum etwa 100‘000‘000‘000‘000‘000‘000‘000 Sonnen. Das sind 100 Trilliarden (10^23) Sonnen.

Damit Leben auf einem Planeten möglich ist, müssen die gesamten Rahmenbedingungen stimmen. Es müssen die richtigen Temperaturen und Strahlungsverhältnisse da sein. Es muss eine Vielzahl von Elementen geben. Es muss Wasser in flüssiger Form geben. Es muss Luft geben. Astronomen gehen heute davon aus, dass etwa eine von 1000 Sonnen einen solchen Planeten haben könnte. Damit hätten wir im Universum dann 100 Trillionen (10^20) Planeten mit Leben.

Nun sind wir fast am Ziel. Wir müssen nur noch die Zahl der belebten Planeten mit der Zahl der Individuen pro Planet multiplizieren. 10^19 Individuelle Selbste pro Planet mal 10^20 Planeten ergibt dann 10^39 (1 Sextilliarde) individuelle Selbste in unserem sichtbaren Universum.

Das Wirken der Devā

Die Allwissenheit von Paramātma bedeutet, dass er jedes dieser Individuen vollständig kennt bis hin zu jedem Gedanken, den jedes dieser Individuen jemals gedacht hat. Mit Hilfe seiner Śakti und ihren Devā beherrscht er das gesamte Universum, um allen diesen Individuen eine Evolution zu ermöglichen.

Die grundlegenden Naturgesetze, die Devā, funktionieren gleichermaßen, überall im Universum. Sie funktionieren auf der Erde genauso, wie auf irgendeinem Planeten irgendeiner Sonne irgendeiner Galaxie im Universum. Die Gesetze der Bewegung, der Energie, der Massenanziehung, der Strahlung, usw. sind überall gleich.

Die Natur

Die vedische Wissenschaft sieht die höhere Natur von Paramātma als nur eine, hingegen unterteilt sie die niedere Natur in 8 Teile. Das wissen wir aus der Bhagavad Gītā, in der Kṛṣṇa, der Repräsentant von Paramātma über seine eigentliche Natur spricht.

Im 7. Kapitel der Bhagavad Gītā geht es um das Yoga des grundlegenden Wisssens. Dort spricht Kṛṣṇa im Vers 7.3:

7.3 Unter Tausenden von Menschen strebt kaum einer nach Vollkommenheit; selbst von denen, die erfolgreich streben, erkennt vielleicht nur einer mein Wesen.

Daraufhin erklärt er seine achtfache Natur:

7.4 Erde, Wasser, Feuer, Luft, Raumzeit, Sinnessteuerung, Verstand und Ich-Bewusstsein, dies ist meine achtfach unterteilte Natur.

Und dann kommt er zu seiner höheren Natur:

7.5 Das ist also meine niedere Natur, oh Mächtigarmiger (Arjuna), erkenne dass sich meine höhere Natur, welche das Leben selbst ist, das diese ganze Welt erhält, davon unterscheidet.

Mit der niederen und höheren Natur von Paramātma ist alles erklärt. Das Leben selbst, das diese ganze Welt erhält, umfasst alles. Diese ganze Welt umfasst Himmel und Erde. Alles was existiert, ist darin enthalten. Diese höhere, allumfassende Natur von Paramātma stelle ich symbolisch mit einem Kreis dar. Innerhalb des Kreises zeichne ich die niedere, achtfach unterteilte Natur von Paramātma als 8 Ellipsen. Sie sind die 8 Stufen zwischen Himmel und Erde. Das bedeutet, die niedere Natur von Paramātma ist in seiner höheren Natur bereits enthalten.

Die Natur

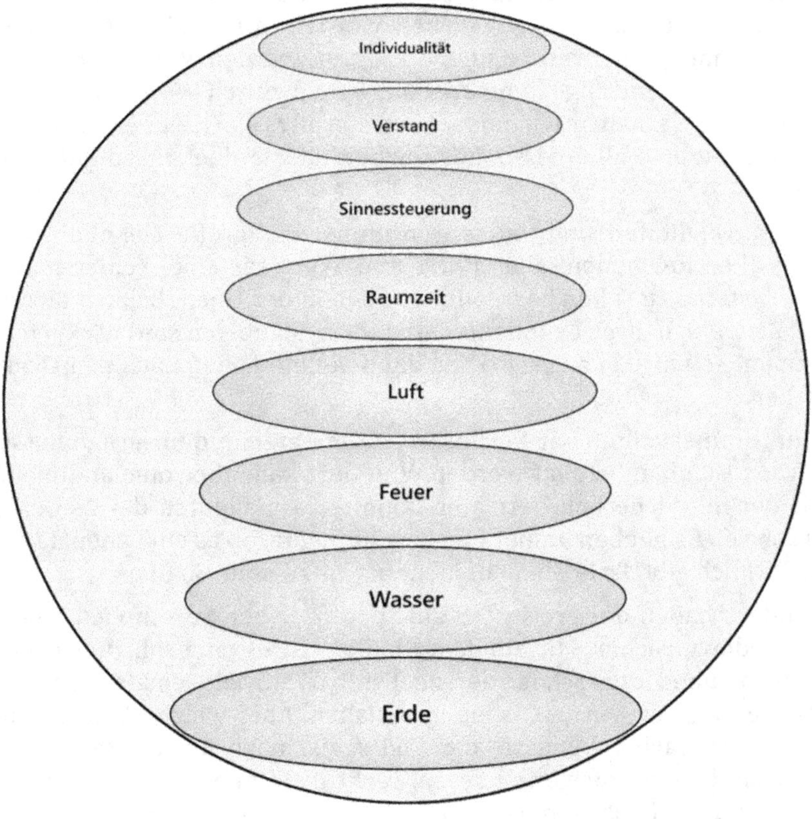

Die Suche nach dem Schatz der höchsten Wahrheit

Unsere Reise soll uns zum Schatz der höchsten Wahrheit bringen. Dieser Schatz umfasst alle Wahrheiten. Es gibt viele Wahrheiten, welche wie eine große Zahl von Goldmünzen in einer großen Schatzkammer liegen. Diese Schatzkammer ist zunächst das Ziel unserer Reise. Wir wollen aber nicht nur dortbleiben, sondern unser Leben auf der Erde damit bereichern. Somit hat unsere Reise zwei Etappen. Zuerst wollen wir den Schatz der höchsten Wahrheit finden und dann möchten wir unser Leben mit den Erkenntnissen aus diesem Schatz bereichern.

Was umfasst die erste Etappe? Wo werden wir ankommen? Sie umfasst einen Aufstieg zu Sat-Cit-Ānanda. Das bedeutet eine Zunahme der Wirklichkeit, des Bewusstseins und des Glücks. Alle diese drei Eigenschaften des Schatzes der höchsten Wahrheit werden in uns bis auf das höchste Maß zunehmen. Alle werden unendlich groß werden. Wenn wir auf dieser unendlichen Ebene angekommen sind, welche durch Worte nicht mehr zu beschreiben ist, haben wir unser erstes großes Reiseziel erreicht. Dieses erste Ziel ist eine allumfassende Ganzheit aller erdenklichen guten Qualitäten.

Diese Qualitäten sind und waren immer das große Ziel aller Philosophien, aller Religionen, aller Ethik und Wertesysteme. Leider haben es diese Systeme zu selten geschafft, wirklich in der Unendlichkeit anzukommen. Zu wenige ihrer Exponenten und ihrer Gläubigen sind wirklich angekommen. So wurde das große Ziel dann auf ein Leben nach dem Tod verschoben.

Im Himmel sollten wir für unsere guten Taten und unseren unerschütterlichen Glauben belohnt werden. Von dort kam aber niemand mehr zurück, der mit Sicherheit berichten konnte, dass dadurch das Ziel erreicht worden sei. Es blieben immer nur Vermutungen, ob es ein Leben nach dem Tod wirklich gibt. Es blieb nicht mehr als ein blinder Glaube.

Andere haben das große Ziel auf spätere Leben verschoben. Auch das war wieder unsicher. Mit blindem Glauben ist es eine sehr unsichere Sache, ob jemand den Schatz der höchsten Wahrheit jemals erreicht. Die religiösen Führer würden es immer bejahen. Aber welche Autorität besitzen ihre Aussagen, wenn sie das Ziel selbst noch nicht erreicht haben? Leider sind sie zu oft von anderen, recht irdischen Motiven, von Machtstreben und Einflussnahme geleitet.

Verborgen in der uralten vedischen Wissenschaft, die schon vor den Religionen auf der Erde gelehrt wurde, ist noch bis heute der Zugang zu unserem Schatz der höchsten Wahrheit. Dafür müssen wir nichts glauben. Alles ist uns durch unsere eigenen Erfahrungen zugänglich. Wenn wir eine Erfahrung gemacht haben und diese systematisch immer wieder erreichen können, wissen wir, dass sie echt ist.

Wenn wir hingegen nur blind etwas glauben, können wir nie sicher sein, ob es der Realität entspricht. Es könnte immer nur eine Vorstellung bleiben, die dann von einer Generation auf die andere vererbt würde. Diese Art von blindem Glauben wäre dann wie ein Märchen, das vielleicht einen Funken an Wahrheit enthielte, dessen Interpretation aber eine sehr unsichere Sache wäre.

Um nicht in diese Glaubensfalle zu geraten, um diese Unsicherheit zu vermeiden, bedienen wir uns der verschiedenen Sprachen, vor allem der Sprachen der Mathematik und der Naturwissenschaften. Sie sind unsere besten Reisefahrzeuge, um zu vermeiden, dass wir in unbewiesenen Glaubenssystemen steckenbleiben.

Die größten Erfolge der Naturwissenschaften kamen zuerst durch genaue Beobachtungen und dann durch exaktes logisches Denken, welches seinen größten Triumph in der systematischen, mathematisch genauen Beschreibung der Unendlichkeit erreichte. Auf diese mathematische Beschreibung der Unendlichkeit möchte ich später genauer eingehen. Da gibt es noch einige interessante Entdeckungen, um unser Leben zu bereichern.

Die Unendlichkeit ist eine der Qualitäten unseres Schatzes der höchsten Wahrheit. Unendliche Realität, unendliches Bewusstsein, unendliches Glück. Das wollen wir finden. Das meinen wir mit allumfassender Ganzheit.

Was uns noch dazu geschenkt wird, sind unendliche Harmonie, unendliche Energie und eine unbegrenzte Lebenszeit. Dazu aber noch mehr in den späteren Kapiteln, in denen wir die Rückreise vom Schatz des höchsten Wissens, die Reise zurück nach Hause betrachten werden.[16]

---

[16] Siehe Göttliche Magie Band 2

6. Mengen

Die ewige Realität

Nachdem wir uns nun einen Überblick über unsere Reise verschafft haben, beginnen wir jetzt die tatsächliche Reise zur Erkundung der höchsten Wahrheit mit den Sprachen der Mathematik und der vedischen Wissenschaft. Diese sind sichere Reisefahrzeuge, die uns schnell und zuverlässig zu unserem ersten Reiseziel, der Erkenntnis der höchsten Wahrheit, bringen werden. Die Mathematik bringt uns die Präzision und die vedische Wissenschaft kann uns gut erklären, was wir bei unserer schnellen Fahrt am Fenster alles entdecken können.

Zunächst möchte ich die Basis der Mathematik in den Ausdrücken der vedischen Wissenschaft beschreiben. Dabei geht es um die grundlegenden Begriffe von Einheit und Vielfalt. Dazu sagt die Kaṭha Upaniṣad im Vers 2.2.13:

नित्योऽनित्यानां चेतनश्चेतनानाम्

एको बहूनां यो विदधाति कामान् ।

तमात्मस्थं येऽनुपश्यन्ति धीराः

तेषां शान्तिः शाश्वती नेतरेषाम् ॥१३॥

nityo'nityānāṃ cetanaścetanānām

eko bahūnāṃ yo vidadhāti kāmān

tamātmasthaṃ ye'nupaśyanti dhīrāḥ

teṣāṃ śāntiḥ śāśvatī netareṣām

2.2.13 Es gibt Einen, der das Ewige in den nicht-ewigen Dingen ist, das Bewusstsein in den bewussten Wesen, der die Wünsche von vielen erfüllt. Ewigen Frieden haben diejenigen, welche diesen im Selbst gefestigt, stetig betrachten, nicht die anderen.

Einheit

Beginnen wir also mit dem ewigen Urzustand, mit der Einheit. Diese Einheit von allem wird in der vedischen Wissenschaft als Sat-Cit-Ānanda bezeichnet. Die Erkenntnis dieses Einen entsteht durch die höhere Wissenschaft. Die Erkenntnis der Vielfalt entsteht durch die niedere Wissenschaft.

Die höhere Wissenschaft bringt die Menschen, die den Einen erkennen, zu höherem Bewusstsein (Cit), zu höherem Glück (Ānanda) und zur Realität (Sat). Die Suche nach der höchsten Wahrheit (Satya) welche die Realität (Sat) beschreibt, war ja unser ursprüngliches Ziel. Das können wir erreichen. Zusätzlich werden wir aber auch noch unendliches Glück und unendliches Bewusstsein dazu bekommen. Sat-Cit-Ānanda kommt eben immer als eine Einheit. Diese drei lassen sich nicht voneinander trennen.

Die Einheit von Sat, Cit und Ānanda ist ewig und unendlich. Damit ist die Unendlichkeit eine vierte wichtige Qualität. Die ewige Einheit hat also diese vier Qualitäten:

- Sat – Realität
- Cit – Bewusstsein
- Ānanda – Glück
- Ananta – Unendlichkeit

Vielfalt in der Einheit

Eigentlich gibt es keine Möglichkeit, diese Einheit zu verlassen, denn sie ist ewig. Alles bleibt in der ewigen Einheit, auch wenn der Anschein einer Verschiedenheit entstehen könnte. Die Qualitäten Sat, Cit, Ānanda und Ananta können nicht voneinander getrennt werden. Sie sind lediglich die Beschreibungen eines einheitlichen Zustands.

Innerhalb dieser Einheit kann sich aber durch eine Art Abschirmung der ganzheitlichen Sicht eine Begrenztheit ergeben. Sie ist nicht real, sondern eine Illusion. Dennoch erscheint sie jemandem, der in der Illusion lebt, als völlig real. Es macht daher keinen Sinn, demjenigen, der diese Begrenzungen als Wirklichkeit erlebt, einzureden, dass es die Begrenzungen gar nicht gäbe.

Es macht viel mehr Sinn, diese Begrenzungen ernst zu nehmen und ihre Beziehungen zur Unendlichkeit aufzuzeigen, so dass die unendliche Sicht wieder erreicht werden kann. Dann werden die Wünsche wieder erfüllt. Wie die Kaṭha Upaniṣad am Beginn des Kapitels sagte, werden die Wünsche von vielen erfüllt. Das heißt, nicht bei allen werden die Wünsche erfüllt, sondern nur bei denjenigen, die den Einen in der Vielfalt betrachten. Sie erleben dann einen andauernden Frieden.

Die Menge

In der Mathematik wird die Vielfalt in der Einheit durch Mengen dargestellt. Jede Menge besteht aus einer Ansammlung von Elementen. Es gibt aber eine Ausnahme und das ist die leere Menge. Sie enthält keine Elemente. Jedes Element kann nur einmal in einer Menge vorkommen.

Wie man die Menge darstellt, spielt dabei keine Rolle. Das folgende Bild zeigt gleichwertige Darstellungen der gleichen Menge mit dem Namen M, welche die Elemente A und B enthält. Ob ich die Menge auf einer Zeile schreibe oder als Liste mit den Elementen unter dem Namen der Menge oder als Grafik oder als Computerspeicherinhalt spielt wirklich keine Rolle. Es handelt sich immer um die gleiche Menge.

Auch der Name der Menge spielt keine Rolle. Entscheidend ist nur, welche Elemente die Menge enthält. Man kann also eine Menge umbenennen und ihr einen anderen Namen geben. Wenn sie immer noch die gleichen Elemente enthält, ist es die gleiche Menge.

Mengen-Darstellung

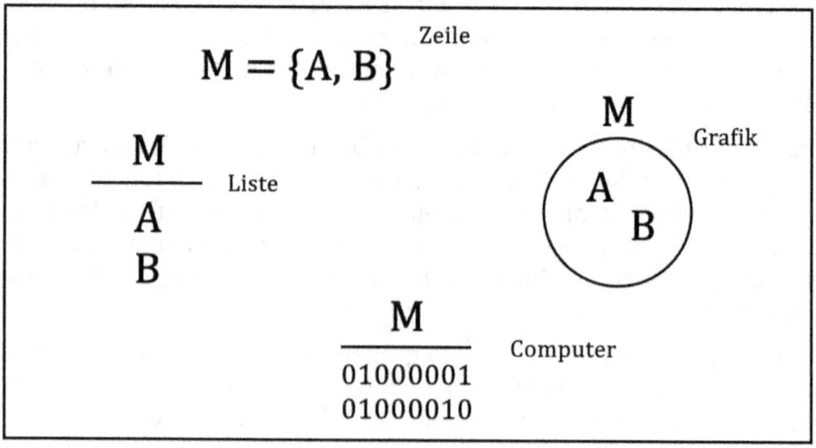

Es lassen sich natürlich nur endliche Mengen darstellen. Um eine unendlich große Menge mit unendlich vielen Elementen darzustellen, wäre das Universum nicht groß genug und niemand hätte genügend Zeit, sie aufzuschreiben, auch nicht der schnellste Digitalcomputer.

Unendliche Mengen müssen daher immer abstrakt oder unmanifest bleiben. Sie können allerdings in Quantencomputern und auch im menschlichen Gehirn mit seinem Quantencomputer[17] erfasst werden. Dabei bleiben sie jedoch immer unmanifest.

Unendlichkeit in der Mathematik

Die Unendlichkeit ist eine der Qualitäten der Einheit. Diese möchte ich jetzt mit mathematischer Präzision untersuchen. Die Mathematik betrachtet die Beziehung zwischen der Endlichkeit und der Unendlichkeit erst seit etwa 300 Jahren. Dabei spielen sowohl das unendlich Große als auch das unendlich Kleine eine wichtige Rolle. Die vedische Wissenschaft hingegen weiß das schon seit Urzeiten.

Das zeigt ein Zitat aus der Kaṭha Upaniṣad (1.2.20):

> अणोरणीयान्महतो महीयानात्मास्य
>
> aṇoraṇīyānmahato mahīyānātmāsya
>
> Kleiner als das Kleinste und größer als das Größte ist dieses Selbst.

Eine mathematisch exakte Untersuchung der Unendlichkeit begann mit der Infinitesimalrechnung von Newton und Leibniz, bei der unendlich viele Rechenschritte auf unendlich kleine Größen angewendet werden. Den beiden Entdeckern der Infinitesimalrechnung ist unabhängig voneinander ein genialer Trick gelungen. Sie fanden eine Abkürzung, um das genaue Ergebnis von unendlich vielen Einzelschritten zusammenzufassen. Niemand hat die Zeit, unendlich viele Schritte durchzuführen. Dennoch ist es

---

[17] Den Quantencomputer im Gehirn habe ich in meinen Büchern ‚Gehirnsoftware' und ‚Entdecke die Macht des Bewusstseins' beschrieben. Auf der Webseite gehirnsoftware.com gibt es dazu auch einen Online-Kurs.

möglich, den Grenzwert von unendlich vielen Schritten zu ermitteln und damit zu einem genauen Endergebnis zu kommen.

Auf diese Weise ist es Newton und Leibniz gelungen, die Unendlichkeit beinahe zu zähmen. Mithilfe von Ableitungen und Integralen der Infinitesimalrechnung gelang es Newton und Leibniz, natürliche Vorgänge, wie zum Beispiel die Bewegung von Objekten exakt zu beschreiben.

Ein Objekt bewegt sich nicht immer gleichmäßig, sondern verändert seine Geschwindigkeit und Richtung. All diese Veränderungen können mit der Infinitesimalrechnung unendlich genau berechnet werden. Infinitesimal heißt unendlich klein. Daher können diese Veränderungen von Position und Geschwindigkeit des Objekts beliebig genau berechnet werden.

Das Ergebnis einer unendlichen Zahl von Rechenschritten kann sowohl unendlich als auch endlich sein.[18] So können wir sowohl die Unendlichkeit weiter charakterisieren, als auch zu exakten, endlichen Ergebnissen kommen.

Die Infinitesimalrechnung ist die wichtigste Grundlage für die Mathematik der gesamten Naturwissenschaft und Technik. Mithilfe dieser genialen Verbindung zur Unendlichkeit ist es uns gelungen, in unserer Technologie einige wichtige Naturgesetze nutzbar zu machen. So zum Beispiel die Lichtgeschwindigkeit, den Impuls und die Energie. Diese Naturgesetze helfen uns bei unseren technologischen Errungenschaften, weil wir ihre Verbindung zur Unendlichkeit erkannt haben. Ihre natürliche Wirkungsweise werden wir später noch aus der ganzheitlichen Sicht der vedischen Wissenschaft untersuchen.

Unendliche Mengen

Der große Durchbruch der Mathematik bei der Beziehung zwischen Endlichkeit und Unendlichkeit gelang dann aber erst vor gut 100 Jahren mit der Mengenlehre von Georg Cantor.

Durch seine Mengenlehre konnte Georg Cantor die Unendlichkeit präziser beschreiben als je zuvor. Unendlichkeit blieb dann nicht mehr nur

[18] Wenn eine Funktion nach unendlich vielen Rechenschritten zu einem endlichen Wert tendiert, heißt das in der Mathematik, dass der Funktionswert zu diesem endlichen Wert hin konvergiert. Wenn die Funktionswerte hingegen ins Unendliche laufen, heißt es, dass die Funktion divergiert.

diese vage Vorstellung, dass sie größer sei als alles andere. Sie konnte nun viel genauer charakterisiert werden. Eine Unendlichkeit konnte einen Charakter annehmen. So erkannte Cantor verschiedene Arten von Unendlichkeit.

Was charakterisiert eine Unendlichkeit? Zunächst einmal ist es ihre Mächtigkeit. Das ist ein spezieller mathematischer Ausdruck, der eigentlich die Größe einer Menge beschreibt. Dazu entwickelte Cantor die geeigneten mathematischen Werkzeuge, um Beweise über die Mächtigkeit unendlicher Mengen zu führen.[19]

Eine Menge ist etwas sehr Einfaches. Die Menge ist die Einheit, während ihre Elemente die Vielfalt sind. Jede Menge, außer der Null, fasst Elemente zu einer Einheit zusammen und ist somit die Einheit einer Vielfalt von Elementen. Einheit einer Vielfalt.

Jede Menge, außer der Null, enthält Elemente. Sie muss mindestens ein Element enthalten, es können aber auch unendlich viele Elemente sein. Damit existiert eine Vielfalt von Elementen in der Einheit der Menge. Vielfalt in der Einheit.

Einheit einer Vielfalt bedeutet eine einheitliche Menge von vielfältigen Elementen. Vielfalt in der Einheit bedeutet, in der einheitlichen Menge vielfältige Elemente zu haben. Es ist die gleiche Realität von zwei verschiedenen Blickwinkeln.

Dieses mathematische Konzept der Vielfalt in der Einheit wird bei sehr großen Mengen besonders interessant. So ist zum Beispiel unser sichtbares Universum zwar eine sehr große Menge von Raumzeitpunkten, jedoch ist sie begrenzt. Das werde ich im nächsten Band, wenn es um die Manifestation des Universums geht, noch genauer betrachten.

Das Universum ist eine große endliche Menge von Raumzeit-Punkten.

Noch interessanter wird die Vielfalt in der Einheit bei unendlich großen Mengen. Mengen mit unendlich vielen Elementen sind vorstellbar.

[19] Dazu gehören zum Beispiel die zwei Cantor-Diagonalisierungsargumente, mit denen er die Mächtigkeit der rationalen und der reellen Zahlen beweisen konnte.

Niemand kann alle Elemente irgendwo aufzeichnen oder in Digitalcomputern speichern, weil nichts im begrenzten Universum groß genug wäre, das zu tun. Jedoch können wir uns Mengen mit unendlich vielen Elementen vorstellen. Mit solch unendlich großen Mengen können wir mathematisch arbeiten. Ihre Eigenschaften lassen sich beschreiben, obwohl niemand jedes Element der Menge erfassen kann.

Symbolisch beschreiben wir solche unendlich großen Mengen dann zum Beispiel mit der Aufzählung einiger Elemente, hinter die wir drei Punkte setzen, womit wir meinen, dass sie unendlich fortgesetzt zu denken seien. Die drei Punkte bedeuten dann eine unendliche Fortsetzung der Folge. Wo wir die drei Punkte setzen ist egal, solange die vorher aufgeschriebenen Elemente klar beschreiben, wie die Folge weitergeht.

Es wäre also egal, ob wir für die natürlichen Zahlen nur drei Elemente oder fünf oder 1000 oder eine Milliarde aufschreiben. Die drei Punkte nach den Elementen bedeuten, dass die Menge unendlich so weitergeht.

Die unendliche Menge natürlicher Zahlen können wir so schreiben:

0, 1, 2, 3, 4, ...

Das platonische Urbild einer unendlichen Menge ist unendlich groß. Das gezeichnete Abbild hingegen ist immer begrenzt, so wie alles in unserem begrenzten Universum.

Wenn wir das Urbild der natürlichen Zahlen mit unserem Universum vergleichen, kommen wir zu dem Ergebnis, dass die Menge der natürlichen Zahlen unendlich viel mehr Elemente besitzt als alle Raumzeit-Punkte des Universums zusammen.

Unendliche Mengen sind sehr mächtige Werkzeuge, um im begrenzten Universum etwas zu kennen oder zu beeinflussen. Daher werden wir die Unendlichkeit noch viel genauer erforschen.

7. Gaṇeśa, Herrscher der Mengen

Zwei Sprachen zur Beschreibung der Unendlichkeit

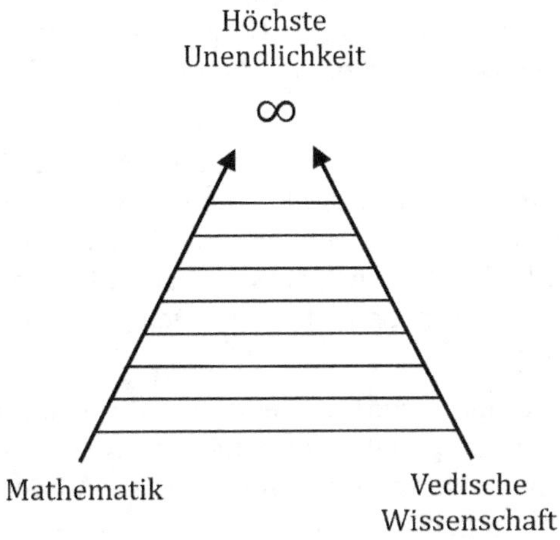

Zur Erforschung der höchsten Unendlichkeit eignen sich zwei Sprachen besonders gut. Das sind die Sprache der Mathematik und die Sprache der vedischen Wissenschaft. In beiden Systemen entstehen völlig deckungsgleiche Ergebnisse. Beide Systeme beschreiben die höchste Unendlichkeit nahezu identisch.

Im Folgenden werde ich nun diese Identität aufzeigen. Der vedische Charakter Gaṇeśa repräsentiert die gesamte Mathematik.

Gaṇeśa - die Unendlichkeit mit einem Charakter

In der vedischen Wissenschaft kennen wir einen Vorgang ähnlich wie bei den unendlich großen Mengen. Die Unendlichkeit (Ananta) lässt sich zwar im Einzelnen nicht nachvollziehen, jedoch kann sie charakterisiert werden. Sie bleibt also nicht ein undurchdringliches Sein, sondern sie kann genauer erforscht werden. Damit kann die Unendlichkeit verschiedene Charaktere annehmen.

Der erste dieser Charaktere beschreibt diese Erkenntnis der Vielfalt in der Einheit. Mathematisch ist das die Erkenntnis, dass eine einheitliche Menge vielfältige Elemente enthält. Sein Name ist Gaṇeśa. Der Name setzt sich aus zwei Wörtern zusammen: Gaṇa bedeutet eine Gruppe und Īśa ist der Herrscher. Das ‚a' und ‚Ī' verschmelzen zu einem ‚e'. Damit bedeutet

Gaṇeśa der Herrscher der Gruppen, genauer gesagt, der Herrscher aller Gruppen.

Gaṇa wird auch als das Wort Zahl übersetzt. Gaṇeśa wird als der Beherrscher der Zahlen betrachtet. Diese Sichtweise ist aber etwas begrenzt. Ich möchte Gaṇeśa umfassender betrachten. Er ist nicht nur der Beherrscher der Zahlen, sondern der Beherrscher aller Gruppen. Aus der Sicht der Mathematik sind diese Gruppen die Mengen.[20] Gaṇeśa ist somit der Beherrscher aller Mengen, also der Beherrscher der Mengenlehre insgesamt.

So gesehen, wird Gaṇeśa sehr bedeutsam für die gesamte Mathematik, die im Sanskrit auch Gaṇita heißt. Er bestimmt die Regeln der Mengenlehre. Es gibt sowohl endliche als auch unendliche Mengen. Damit kontrolliert Gaṇeśa die Vielfalt in der Einheit. Er kontrolliert, was mit den Elementen einer Menge passieren kann, sowohl für endliche als auch unendliche Mengen.

Die moderne Mathematik ist axiomatisch. Das bedeutet, alle Erkenntnisse sind von sogenannten Axiomen abgeleitet. Axiome sind Regeln, die von vornherein gelten und nicht bewiesen werden müssen. Alle anderen Regeln der Mathematik werden hingegen aus diesen Axiomen abgeleitet und bewiesen.

Insgesamt neun oder zehn Axiome formen die gesamte Basis der modernen Mathematik. Diese Axiome sind die Grundlagen der Mengenlehre. Sie formulieren, was mit Mengen möglich ist. Neun dieser Axiome gelten als gesichert. Über das zehnte ist man sich bei den Mathematikern noch nicht ganz einig.

Alle anderen Regeln der Mathematik sind von den Axiomen abgeleitet. Das sind Tausende von weiteren Regeln, mathematischen Formeln, Beweisen, usw. Sie gelten also nicht von vornherein, sondern sie werden erst durch Beweise aus den Axiomen hergeleitet. Die Axiome sind die Grund-

---

[20] Das Wort Gruppe hat in der Mathematik eine besondere Bedeutung, die hier nicht gemeint ist. Mit Gaṇa sind eigentlich alle Mengen gemeint, nicht nur die mathematischen Gruppen, welche ganz besondere Mengen sind.

regeln der Mengenlehre. Aus der Mengenlehre entsteht dann die gesamte weitere Mathematik.[21]

Somit betrachte ich Gaṇeśa, den Herrscher der Mengenlehre, auch als Herrscher der Mathematik. Seine Eigenschaften sind die grundlegenden Axiome der Mathematik. Diese Eigenschaften von Gaṇeśa werde ich später noch genauer betrachten und im Einzelnen mit den mathematischen Axiomen vergleichen.

Die gesamte Mathematik wird dann exakt von diesen Axiomen abgeleitet. Überall, wo es um die Vielfalt in der Einheit geht, bestimmt Gaṇeśa, was hier passiert. Er ist perfekte Einheit. Er ist Sat-Cit-Ānanda, jedoch mit einer Hinwendung zur Vielfalt. Er kann die Endlichkeit mit seiner Unendlichkeit beleben, durchdringen, inspirieren, verbessern, in Ordnung bringen. Gaṇeśa ist unser Verbündeter beim Erschließen der göttlichen Magie. Er ist zugänglich und mächtig. Mit Gaṇeśa als Freund und Verbündetem ist uns alles möglich, stehen uns alle Türen offen. Mit unendlicher Intelligenz und Kreativität und seiner Allmacht kann er alle unsere Wünsche erfüllen.

In Indien wird Gaṇeśa gerne angerufen, wenn mal etwas nicht so funktioniert, wie es funktionieren sollte. Einer seiner vielen Namen ist der Beseitiger von Hindernissen. Das tut er tatsächlich schnell und gründlich. Fast jeder Inder ruft Gaṇeśa, wenn mal das Auto stehen bleibt und er hilft meist sogar sehr schnell. Davon gibt es unzählige Erfahrungen. Intelligenter ist es natürlich, Gaṇeśa gleich am Beginn einer Reise anzurufen, so dass gar nichts Unangenehmes passiert. Auch das hat sich zu einem liebenswerten Brauch in Indien entwickelt.

Indien hat eine faszinierende Entwicklung in die Neuzeit gemacht und dennoch viele seiner alten Werte bewahrt. Es ist das Ursprungsland des Yoga und verkündet dies inzwischen wieder selbstbewusst mit dem jährlichen Welt-Yoga-Tag zur Sommersonnenwende. Indien hat die Fähigkeit,

---

[21] Das generell akzeptierte Axiomensystem der Mengenlehre, welches ich hier untersuche, ist das sogenannte ZFC. Die Abkkürzung stammt von den Namen der Mathematiker Zermelo und Fraenkel (ZF) welche die ersten neun Axiome festgelegt haben. Das zusätzliche C kommt vom englischen Wort ‚choice' und bedeutet, dass das Auswahlaxiom (choice) noch als zehntes hinzugefügt wurde. Nahezu die gesamte Mathematik lässt sich aus diesen zehn Axiomen ableiten. Es gibt nur ganz wenige Bereiche der Mathematik, die vielleicht weitere Axiome benötigen, das steht aber noch nicht ganz fest.

das alte, wertvolle vedische Wissen und seine faszinierende Kultur mit moderner Wissenschaft und Technologie zu integrieren. Indien hat sogar die Fähigkeit, Frieden in die Menschen und Frieden in die gesamte Welt zu bringen.

Dieses Buch „Göttliche Magie" soll einen Beitrag dazu leisten. Gaṇeśa wird zwar mit großer Hingabe von vielen Indern als ein Gott mit einem Elefantenkopf verehrt. Man bringt ihm Blumen und andere Opfergaben und erbittet seine Hilfe, um Probleme zu lösen. Er hilft dann auch gerne und erzeugt überall kleine Wunder und manchmal auch große, um seinen Verehrern zu helfen.

Eigentlich ist Gaṇeśa aber noch viel mehr als eine Figur aus Holz oder Stein oder Bronze, die man in einem großen Tempel oder auch zu Hause in einem Schrein verehrt. Das ist nur das Abbild des Urbilds. Der eigentliche Gaṇeśa existiert noch vor dem Universum und hat die Macht, jede Art von Gruppen zu kontrollieren. Er ist die Grundlage der gesamten Mathematik, welche die Basis der modernen Naturwissenschaft und Technik ist.

Wer alle Mengen beherrscht, beherrscht einfach alles, was es in dieser scheinbaren Welt von Vielfalt gibt. So richtig interessant wird das mit der Zahlenmagie, über die ich später noch ausführlicher schreiben möchte.[22] Jede endliche Menge lässt sich nämlich aus der Unendlichkeit kontrollieren. Das ist Zahlenmagie. Sie ist ein wichtiger Bestandteil der göttlichen Magie. Gaṇeśa beherrscht die Zahlenmagie. Alles ist möglich. Nichts ist unmöglich.

Die leere Menge

Die Zahlen beginnen mit der Null. Wie schon vorher erwähnt, kam die Null aus Indien über Arabien nach Europa und von dort in die ganze Welt. Die Existenz der Null ist eine der größten Erkenntnisse der Mathematik. Erst mit der Null konnten wir das Dezimalsystem nutzen und erst damit wurde Mathematik praktikabel. Ohne das Dezimalsystem sind nämlich Multiplikationen und Divisionen bei größeren Zahlen praktisch nicht mehr machbar.

Was ist nun die Null in der Mengenlehre? Es ist einfach nur die leere Menge. Das heißt die Null ist eine Menge, die keine Elemente enthält. Da-

[22] Siehe Göttliche Magie Band 2.

von gibt es nur eine einzige. Nur eine Menge enthält keine Elemente. Sie heißt die leere Menge. Null ist ein anderer Name für die leere Menge.[23]

Das wichtigste Axiom, das heißt die wichtigste Grundregel der Mathematik, ist die Existenz der Null. Das bedeutet, es gibt genau eine Menge, die keine Elemente enthält. Das ist die Null.

Nun gibt es aber ein weiteres wichtiges Axiom der Mathematik, aus welchem abgeleitet wird, dass jede andere Menge die Null enthalten muss.[24] Jede Menge mit Ausnahme der leeren Menge enthält mindestens ein Element. Dieses Element ist die Null. Somit ist die Null allgegenwärtig. Es gibt keine Menge, die nicht auch die Null, also die leere Menge enthält. Die Null ist also ein wesentlicher Bestandteil der gesamten Mengenlehre.

Wie entstehen nun die anderen Mengen aus der Null? Die Zahl Eins ist die Menge, die genau ein Element enthält. Sie ist die erste Menge, die genau ein Element hat. Dieses Element ist die Null. Somit ist die Eins diejenige Menge, die nur die Null enthält.

Die Zahl Zwei ist die Menge, die zwei Elemente enthält. Diese zwei Elemente sind die Null und die Eins. So setzt sich dieses Spiel fort und so entstehen alle natürlichen Zahlen aus der Null. Alle anderen Zahlen wiederum entstehen aus den natürlichen Zahlen.

Alle Zahlen sind nichts weiter als die Null
in verschiedenster Weise in Mengen verpackt.

In der modernen Mathematik gibt es am Anfang nichts weiter als die Null und die Regeln der Mengenlehre, welche in den zehn Axiomen, den Grundregeln, festgelegt sind. Alles andere entsteht daraus. Alle Zahlen entstehen daraus. Alles, was man mit Zahlen tun kann, entsteht daraus.

---

[23] Null ist nicht zu verwechseln mit der sogenannten Nullmenge.

[24] Das ist das sogenannte Aussonderungsaxiom, welches den Begriff der Teilmengen festlegt. Dieses führt zu der Regel, dass die leere Menge eine Teilmenge jeder Menge ist. Jede Menge muss also die Null als ein Element enthalten. Die Null ist das Urelement jeder Menge.

Die Maus von Gaṇeśa

In der vedischen Mythologie werden die abstrakten Zusammenhänge der Mengenleere bildlich illustriert. So gibt es eine Geschichte in der Gaṇeśa Purāṇa, die beschreibt, wie Gaṇeśa eine Maus gefunden hat und diese zu seinem dauernden Begleiter wurde.

Wie groß ist eine Maus im Vergleich zu einem Wesen mit einem Elefantenkopf? Sie ist winzig. Die Maus von Gaṇeśa betrachte ich daher als ein Symbol für die leere Menge. Gaṇeśa, der Herrscher der Mengen, hat immer seine Maus bei sich. Das ist ein Bild für die Allgegenwart der leeren Menge in jeder anderen Menge. Es beschreibt also bildlich diese Grundregel der Mathematik, dass in jeder Menge die leere Menge enthalten sein muss.

Was macht die Maus für Gaṇeśa? Sie ist sein Reittier. Auf der Maus reist Gaṇeśa überall hin. Zunächst erscheint das seltsam. Wie sollte ein Elefantenwesen auf einer Maus reiten? Da stimmen doch die Größenverhältnisse nicht! Was ist damit wirklich gemeint?

Das Rätsel ist gelöst, wenn wir die Maus als die leere Menge betrachten, welche in allen Mengen als ein Element enthalten ist. Dann ergibt das mathematisch einen Sinn. Weil nämlich die leere Menge schon überall ist, kann jemand mithilfe der leeren Menge auch überall hin gelangen. Die leere Menge ist also das Fahrzeug für den Herrscher der Mengen.

Mit seiner Maus kommt Gaṇeśa sofort überall hin, weil sie schon überall ist. Damit ist die Maus das ideale Fahrzeug, weil sie keine Entfernung zurücklegen muss, um überall hinzukommen. Sie ist schon da.

Die Maus ist aber auch der Helfer von Gaṇeśa. Sie macht alles für Gaṇeśa. In diesem Spiel zwischen der leeren Menge und den Gesetzen der Mengenlehre entsteht und vergeht alles. Da alle anderen Mengen nur verschiedene Verpackungen der leeren Menge sind, hat die leere Menge einen Einfluss auf alles. Sie ist alles. Somit kann sie auch alles neu schaffen, alles belassen, wie es ist, oder alles wieder auflösen.

Das Gleiche gilt sowohl für endliche als auch für unendlich große Mengen. Jede noch so große Menge ist nichts anderes als eine Verpackung für die leere Menge.[25] Eine unendlich große Menge hat also nichts anderes als unendlich viele verpackte Versionen der leeren Menge als ihre Elemente. Da die Elemente nichts als die leere Menge in verschiedenen Verpackun-

[25] Die leere Menge heißt daher auch das Urelement.

gen sind, kann die Maus als Symbol der leeren Menge auch alles mit ihnen erreichen.

Die Interaktion zwischen Gaṇeśa und seiner Maus ist also eine bildliche Darstellung der Grundregeln der Mathematik. Aus diesen neun oder zehn Axiomen ist die gesamte Mathematik abgeleitet. Sie sind die Regeln der Mengenlehre. Wer diese Axiome beherrscht, beherrscht auch die Zahlenmagie. Damit lässt sich sehr viel erreichen. Aber, wie gesagt, dazu später noch mehr.

Gaṇeśa Mythologie

Die vedische Mythologie beschreibt, wie Gaṇeśa aufwuchs und welchen Kampf er kämpfen musste, um seine richtige Position zu erreichen. Er wurde ohne Geburt von seiner Mutter Pārvatī erzeugt. Sie rieb sich die Sandelpaste von ihrer Stirn und formte daraus einen Menschen und hauchte ihm Leben ein. Zunächst wusste niemand von ihrem Sohn. Er wurde zum Jüngling und sie beauftragte ihn, niemand ins Haus zu lassen, wenn sie ihr Bad nahm.

Als ihr Gatte Śiva nach einer langen Reise zurückkam, wollte er in sein Haus und wurde von Pārvatīs Sohn daran gehindert. Das ließ Śiva sich nicht gefallen und es kam zu einem großen Kampf. Śiva holte dazu alle seine Devā Freunde, die mit ihm gegen den Jüngling kämpften. Der Kleine verlor dabei seinen Kopf.

Ihr könnt euch denken, dass die Mutter jetzt wirklich sauer war. Pārvatī war allmächtig. Da mussten Śiva und seine Devā schnell etwas unternehmen, um die Sache nicht ausufern zu lassen. Sie versprachen, dem Kleinen sofort wieder einen neuen Kopf zu verschaffen. Das erste Lebewesen, was sie im Dschungel finden würden, sollte seinen Kopf für Gaṇeśa geben. Dieses war ein Babyelefant mit einem abgebrochenen Stoßzahn. Der Kopf wurde transferiert und seitdem hat Gaṇeśa einen Elefantenkopf.

Damit war Pārvatī aber noch nicht zufrieden. Śiva und alle Devā sollten Gaṇeśa auch ihren Respekt erweisen. Śiva adoptierte Gaṇeśa als seinen Sohn und bestimmte, dass ab sofort am Anfang jeder wichtigen Handlung zuerst Gaṇeśa angerufen werden sollte und auch Śiva selbst würde das ab sofort immer tun. Damit war Pārvatī dann einigermaßen zufrieden.

Gaṇeśa Mantra

Ihren Respekt gegenüber Gaṇeśa haben dann die drei höchsten Devā in einem Mantra ausgedrückt, das in der Gaṇeśa Purāṇa zu finden ist. Die Seher dieses Mantra sind Brahmā, der Weltenschöpfer, Viṣṇu, der Erhalter und Śiva, der Befreier. Das Mantra beschreibt die wesentlichen Eigenschaften von Gaṇeśa. Seine besondere Eigenschaft ist nicht das Aussehen, nicht der Elefantenkopf. Wichtiger sind seine inneren Werte, die in den Worten des Mantra enthalten sind. Hier die ersten drei Verse:[26]

Gaṇeśa Purāṇa (Upāsanā Khanṭa Adhyāya 13)

Ṛṣi: Brahmā, Viṣṇu, Maheśvara; Devatā: Gaṇapati;

अजं निर्विकल्पं निराकारमेकं |

निरानन्दमानन्दं अद्वैतपूर्णं |

परं निर्गुणं निर्विशेषं निरीहं |

परब्रह्मरूपं गणेशं भजेम || १ ||

ajaṃ nirvikalpaṃ nirākāram ekaṃ

nirānandam ānandam advaita pūrṇam

paraṃ nirguṇaṃ nirviśeṣaṃ nirīhaṃ

parabrahma rūpaṃ gaṇeśaṃ bhajema

Den Ungeborenen, Vorstellungslosen, Gestaltlosen, Einen, das Glück der Unglücklichen, ohne Zweiheit, den Vollen, Unendlichen, Eigenschaftslosen, Unterschiedslosen, Wunschlosen, den Gestalter der unendlichen Ganzheit, Gaṇeśa (den Herrscher der Gruppen) möchten wir verehren.

गुणातीतमानं चिदानन्द रूपं|

चिदाभासकं सर्वगं ज्ञानगम्यम् |

मुनिन्ध्येयमाकाशरूपं परेशं |

परब्रह्मरूपं गणेशं भजेम || २ ||

---

[26] Zum Mitsingen: https://www.youtube.com/watch?v=DVfT6hI6it0

guṇātītam ānaṃ cidānandarūpaṃ
cidābhāsakaṃ sarvagaṃ jñānagamyam
munidhyeyam ākāśarūpaṃ pareśaṃ
parabrahma rūpaṃ gaṇeśaṃ bhajema

Den Atem ohne Eigenschaften, den Gestalter des Glücksbewusstseins, die Ausstrahlung des Bewusstseins, den Allgegenwärtigen, das Ziel des Wissens, von den Heiligen verinnerlicht, den Gestalter der Raumzeit, den höchsten Herrscher, den Gestalter der unendlichen Ganzheit, Gaṇeśa (den Herrscher der Gruppen) möchten wir verehren.

जगत् कारणं कारण ज्ञान रूपं ।
सुरादिं सुखादिं गुणेशं गणेशम् ।
जगद्व्यापिनं विश्ववन्द्यं सुरेशं ।
परब्रह्मरूपं गणेशं भजेम ॥ ३ ॥

jagatkāraṇaṃ kāraṇajñānarūpaṃ
surādiṃ sukhādiṃ guṇeśaṃ gaṅeśam
jagadvyāpinaṃ viśvavandyaṃ sureśaṃ
parabrahma rūpaṃ gaṇeśaṃ bhajema

Die Ursache der Welt, den Gestalter des ursprünglichen Wissens, das erste Naturgesetz, die erste Freude, den Herrscher der Eigenschaften, den Herrscher der Gruppen, den Weltendurchdringer, von allen Verehrten, den Herrscher der Naturgesetze, den Gestalter der unendlichen Ganzheit, Gaṇeśa (den Herrscher der Gruppen) möchten wir verehren.

Grundlagen der Mathematik im Gaṇeśa Mantra

Vers 1

Diese drei Verse beschreiben den eigentlichen Charakter von Gaṇeśa. In seinem Namen Gaṇeśa habe ich seine Eigenschaft als Herrscher der Mathematik entdeckt. Das wird in den drei Versen genauer erklärt. Betrachten wir also im Einzelnen diese Beschreibung von Gaṇeśa:

Den Ungeborenen, Vorstellungslosen, Gestaltlosen, Einen,

ajaṃ nirvikalpaṃ nirākāram ekaṃ

Gaṇeśa ist *ungeboren*. Seine Mutter hat ihn ohne Geburt erschaffen. Seine eigentliche Realität zeigt sich nicht in einer manifestierten Form. Er ist vielmehr das, was noch vor den Naturgesetzen kommt. Er kommt noch vor der physikalischen Realität, noch vor dem Universum. Er ist das, was die Einheit von allem mit der Vielfalt verbindet.

Das entdecken wir auch im Formalismus der Mengenlehre an der Basis der Mathematik. Die Mengenlehre verbindet die Einheit einer Menge mit der Vielfalt ihrer Elemente. Die Menge braucht keinen weiteren Formalismus, um zu entstehen. Sie ist einfach da. Das mathematische Symbol dafür ist das Existenzsymbol $\exists$, welches bedeutet, dass etwas existiert, ohne dass seine Entstehung untersucht wird. Das Existenzsymbol $\exists$ entspricht dem Wort *ungeboren*.

Das einzige Element der Mengenlehre, das von Anfang an existiert, ist die Null. Die ursprüngliche Existenz der Null entspricht dem mathematischen Axiom der leeren Menge. Ein Mathematiker würde schreiben: $\exists\emptyset$. Das bedeutet, die Null existiert. Sie kommt also nicht durch irgendeinen Vorgang zustande, sondern sie existiert einfach. Sie ist also *ungeboren*.

Gaṇeśa ist *vorstellungslos*, da er die Realität ist und diese nicht erst durch eine Vorstellung erschaffen muss. In seinem Denkprozess gibt es keine Trennung von Vorstellung und Realität. Er braucht keinen Umweg über die Vorstellung, sondern er bestimmt die Realität direkt. Die Regeln der Mengenlehre, die er beherrscht, bestimmen die Realität direkt.

Zum Beispiel ist die Null identisch mit der leeren Menge. Das ist keine Vorstellung, sondern Realität. Es geht hier nicht um das Symbol, mit dem wir eine Null darstellen, sondern um die Realität der Null. In der Sprache Platons ist Gaṇeśa das Urbild, von dem es viele Abbilder gibt. Die Abbilder beschäftigen sich mit Vorstellungen, das Urbild ist jedoch *vorstellungslos*.

Die erste Grundregel der Mengenlehre heißt, wenn eine Menge die gleichen Elemente wie eine andere Menge hat, dann ist es die gleiche Menge.[27] Das bedeutet, wenn zwei Sachen in jeder Beziehung gleich sind, dann ist es die gleiche Sache, die unter zwei verschiedenen Namen auftaucht. Es gibt

[27] Diese Regel heißt das Extensionalitätsaxiom. Ein etwas umständlicher Name für eine simple Tatsache.

dann keine von der Realität abweichende Vorstellung. Diese Regel der Mathematik ist eine Eigenschaft von Gaṇeśa, nämlich *vorstellungslos* zu sein.

Gaṇeśa ist auch *gestaltlos*. Das bedeutet, dass wir ihn nicht an einer bestimmten Gestalt festmachen können. Seine Realität ist die Brücke zwischen Einheit und Vielfalt. Er ist also sowohl Einheit als auch Vielfalt, als auch das, was Einheit und Vielfalt verbindet. Eine Gestalt hingegen ist nur im Bereich der Vielfalt wahrnehmbar. Gaṇeśa ist nicht darauf beschränkt.

In der Mengenlehre bedeutet diese Gestaltlosigkeit, dass es völlig egal ist, wie wir eine Menge symbolisch darstellen. Wir können sie als einen Kreis zeichnen und die Elemente als kleine Kreise darin. Oder als Ellipse mit verschieden geformten Elementen darin. Oder die Menge als eine Überschrift über einer Liste von Elementen. Oder als eine Aufzählung von Elementen, die durch Kommas getrennt sind. Oder als Speicherinhalte in einem Computerspeicher. Die Gestalt dieser Aufzählung der Elemente spielt keine Rolle. In ihrem Wesenskern ist die Menge *gestaltlos*.

Gaṇeśa ist der *Eine*. Das bedeutet, er ist die Einheit. Diese gibt es nur einmal. Er ist also der *Eine*, den die Katha Upanishad beschreibt. Hier noch einmal das Zitat aus dem Kapitel 6:

„Es gibt Einen, der das Ewige in den nicht-ewigen Dingen ist, das Bewusstsein in den bewussten Wesen, der die Wünsche von vielen erfüllt. Ewigen Frieden haben diejenigen, welche diesen im Selbst gefestigt, stetig betrachten, nicht die anderen.“ – Kaṭhopaniṣad 2.2.13

Dieser Eine zeigt sich in mehreren Ausdrucksformen, als Gaṇeśa und auch als Brahmā (Schöpfer), als Viṣṇu (Erhalter), als Maheśvara (Befreier) und als die göttliche Mutter und als die Sonne. Diese sechs Seiten des Einen sind wie die sechs Seiten eines Würfels. Der Eine ist der Würfel. Die Ausdrucksformen sind seine Seiten.

In den Grundregeln der Mathematik entspricht der *Eine* dem Vereinigungsaxiom. Es besagt, dass die Vereinigung mehrerer Mengen alle deren getrennten Elemente als ihre vereinigten Elemente enthält. Der *Eine* enthält also alles.

Betrachten wir nun die nächste Zeile aus der Gaṇeśa Purāṇa:

das Glück der Unglücklichen, ohne Zweiheit, den Vollen,

nirānandam ānandam advaita pūrṇam

Gaṇeśa ist das *Glück der Unglücklichen*. Wer ihn anruft, hat Glück, denn er hilft ihm aus seinem Unglück heraus. Gaṇeśa lässt niemanden, der sich ihm zuwendet, in seinem Unglück allein. Gaṇeśa ist auch das Glück als Zustand unseres Bewusstseins. Er ist *ānanda*. Er macht die Unglücklichen wieder glücklich. Gaṇeśa macht keinen Unterschied zwischen Glück und Unglück.

Das drückt auch das nächste Wort aus: *ohne Zweiheit*. Er befindet sich nicht in der Dualität. Es ist nicht so, dass er immer im Glück wäre und die anderen im Unglück. Seine Realität ist nicht zweigeteilt, also macht er die Unglücklichen glücklich. In den Grundregeln der Mathematik entspricht diese Eigenschaft dem Paarmengenaxiom. Zwei Elemente werden zu einem Paar in einer einzigen Menge zusammengefasst. Damit ist die Dualität überwunden.

Und Gaṇeśa ist der *Volle*. Er ist vollkommen und auch vollständig. In der Mengenlehre zeigt sich diese Qualität im sogenannten Potenzmengenaxiom. Das bedeutet, dass es zu jeder Menge eine Potenzmenge gibt, die in ihrer Mächtigkeit größer als die ursprüngliche Menge ist.

Die Potenzmenge ist die Menge, die alle möglichen Kombinationen der einzelnen Elemente enthält.

Alles wird mit Allem kombiniert. Alle möglichen Kombinationen bedeutet, alles mit allem in jeder erdenklichen Weise zu verbinden. Die Potenzmenge ist der wichtigste Schlüssel, um immer größere Unendlichkeiten gut zu verstehen. Das ist der *Volle*. Er enthält alle Elemente und alle möglichen Kombinationen zwischen den Elementen.

Was heißt das, alles miteinander zu kombinieren? Es heißt, dass jedes Element alleine vorkommen kann, dass es aber auch mit einem beliebigen anderen Element als Paar vorkommen kann, oder mit zwei beliebigen anderen Elementen, oder drei usw. Das geht so weit bis jede Kombination der ursprünglichen Elemente vorhanden ist. Hier ein Beispiel:

Angenommen die Menge A enthält drei Elemente, nämlich $A = \{a,b,c\}$, dann enthält die Potenzmenge von A folgende Elemente:

$\mathcal{P}(A) = \{\{\},a,b,c,\{a,b\},\{a,c\},\{b,c\},\{a,b,c\}\}$. Die Menge A enthält drei Elemente. Die Potenzmenge $\mathcal{P}(A)$ enthält acht Elemente. Warum genau acht? Weil alle Kombinationen der ursprünglichen Elemente gebildet werden. Das ist dann die Potenzmenge $\mathcal{P}$. Wir schreiben sie als $\mathcal{P}(A)$, um zu zeigen, dass es die Potenzmenge von der ursprünglichen Menge A ist.[28]

Dieses Prinzip der Potenzmenge sollte man sehr gut verstehen, denn es ist die Grundlage, um alle höheren Unendlichkeiten zu verstehen. Alle möglichen Kombinationen bilden wir dadurch, dass wir jedes der ursprünglichen Elemente a, b, c in jeder Kombination entweder zulassen, oder nicht.[29]

Das Element a kann also dabei sein, oder nicht. Das sind zwei Möglichkeiten. Das Element b kann dabei sein, oder nicht. Weitere zwei Möglichkeiten. Jetzt haben wir insgesamt schon $2 \cdot 2 = 4$ Möglichkeiten. Wenn unsere Ausgangsmenge nur zwei Elemente hätte, dann hätte die Potenzmenge vier Elemente. Nun kann bei der Potenzmenge unserer Menge A aber auch das Element c dabei sein, oder nicht. Dadurch multipliziert sich die Zahl der Elemente nochmals mit zwei. Die Potenzmenge von A hat also $2 \cdot 2 \cdot 2 = 8$ Elemente. Das lässt sich auch so schreiben: $2^3 = 8$. Allgemein ausgedrückt heißt es: Die Anzahl der Elemente der Potenzmenge wird berechnet als Zweierpotenz der Anzahl der Elemente in der Ausgangsmenge. Von daher kommt der Name Potenzmenge.

Die Potenzmenge drückt also die Fülle von Gaṇeśa aus. Je mehr Elemente in einer Menge sind, desto größer ist die Potenzmenge. Bei unendlich großen Mengen wird die Potenzmenge zur nächsthöheren Unendlichkeit. Die Mächtigkeit der Potenzmenge ist also immer höher, als die der ursprünglichen Menge. So zeigt sich die Fülle.

Nun die nächste Zeile der Gaṇeśa Purāṇa:

Unendlichen, Eigenschaftslosen, Unterschiedslosen, Wunschlosen,

paraṃ nirguṇaṃ nirviśeṣaṃ nirīhaṃ

Gaṇeśa ist der *Höchste,* das heißt der *Unendliche.* Das bedeutet, es gibt niemanden höher als Gaṇeśa. Die Mengenlehre beschreibt diese Eigenschaft im sogenannten Unendlichkeitsaxiom. Eine Folge von Elementen,

---

[28] Eigentlich gehört in jede Menge {...} auch noch die leere Menge als Element.

[29] Die Reihenfolge der Elemente spielt in einer Menge keine Rolle.

von denen jedes höher als das vorhergehende ist, endet niemals. Genau das bedeutet Unendlichkeit.

Die Unendlichkeit ist größer als jede endliche Zahl. Das wird später noch eine wichtige Rolle spielen, wenn wir das Universum betrachten. Das uns bekannte Universum besteht aus einer endlichen Anzahl von Raumzeitpunkten. Daher ist es eine endliche Menge. Es sind sehr viele Raumzeitpunkte, die wir als Menschen nicht annähernd begreifen können, dennoch ist es eine endliche Anzahl. Die Unendlichkeit von Gaṇeśa ist daher höher als das gesamte Universum.

Die nächste Beschreibung von Gaṇeśa ist das Wort *Eigenschaftslos*. Beinahe hätte ich geschrieben, die nächste Eigenschaft von Gaṇeśa ist *Eigenschaftslos*. Dann wäre dieser Widerspruch aber sofort aufgefallen. All diese Beschreibungen von Gaṇeśa sollten wir also nicht als Eigenschaften einer Person betrachten. Vielmehr sind sie die Grundregeln der Existenz. Sie sind nicht die Eigenschaften von Individuen.

Speziell bedeutet *Eigenschaftslos* aber auch, ohne die Grundtendenzen der Natur zu sein. Diese sind die drei Guṇa. Das Sanskritwort ist *nirguṇaṃ.* Es bedeutet, ohne die Guṇa. Die drei Guṇa sind die Tendenzen hin zur Klarheit, zur Aktivität und zur Festigkeit. Gaṇeśa ist ohne diese Tendenzen und steht daher über diesem Konzept. Jedem Erleuchtungssucher rät die vedische Wissenschaft, ohne die drei Guṇa zu sein. Gaṇeśa ist in diesem eigenschaftslosen Zustand.

Kommen wir zur nächsten Beschreibung von Gaṇeśa. Es ist das Wort *nirviśeṣaṃ*, welches *unterschiedslos* bedeutet. Es bedeutet, dass er keine Unterschiede macht. Er behandelt jeden gleich. In der Mengenlehre bedeutet das, dass jede Menge nach den gleichen Regeln behandelt wird. Da gibt es keine Ausnahmen. Die Grundregeln der Mathematik, das heißt die ersten zehn Axiome, gelten für alle Mengen gleichermaßen.

Nichts fällt aus diesen Grundregeln heraus. Insbesondere bedeutet das aber auch, dass bei jeder Umwandlung von Mengen das Ergebnis wieder eine Menge ist. Diese Eigenschaft beschreibt die Mathematik wieder mit einem etwas umständlichen Namen als das sogenannte Ersetzungsaxiom. Gemeint ist, dass die Axiome der Mathematik *unterschiedslos* gelten.

Während Gaṇeśa alle unterschiedslos behandelt, hat er keine eigenen Wünsche. Er ist *wunschlos*. Es ist also nicht so, dass er seine Verehrer benutzt, um eigene Wünsche oder eine versteckte Agenda umzusetzen. Das hat er nicht nötig. So kann er tatsächlich die Wünsche seiner Verehrer erfüllen. Da gibt es keine Vermischung mit Wünschen von seiner Seite.

Das Thema Wünsche und Wunscherfüllung wird in der Mathematik vom sogenannten Auswahlaxiom betrachtet. Durch Auswahlkriterien wird aus einer Menge mit mehreren Elementen eine Untermenge ausgewählt. Der ausgewählte Wunsch wird dadurch erfüllt. Da Gaṇeśa *wunschlos* ist, muss er den ausgewählten Wunsch nicht an eigene Wünsche anpassen. Das gibt jedem, der Gaṇeśa anruft, eine große Sicherheit, dass die Hilfe von Gaṇeśa wirklich ehrlich und ohne Hintergedanken ist. Unsere Hinwendung zu ihm erfreut ihn und dann erfüllt er unsere Wünsche.

Kommen wir zur nächsten Zeile der Gaṇeśa Purāṇa:

Den Gestalter der unendlichen Ganzheit,

Gaṇeśa (den Herrscher der Gruppen) möchten wir verehren.

parabrahma rūpaṃ gaṇeśaṃ bhajema

Das Wort *unendlich* (*para*) hatten wir schon vorher betrachtet. Jetzt wird es mit der Ganzheit (*brahma*) verknüpft. Die Ganzheit muss unendlich sein, denn nur so kann sie alles umfassen, sowohl das Endliche als auch das Unendliche. Das ist das Wesen von Gaṇeśa. Er ist sowohl unendlich als auch endlich. Alles sind nur unendliche oder endliche Mengen.

In der Mathematik entspricht dem Begriff unendliche Ganzheit (*parabrahma*) die Menge aller Mengen. Sie ist die Übermenge von Allem. Da sie aber alle, wirklich alle Mengen in sich als Elemente enthält, muss sie sich auch selbst als Element enthalten. Damit sprengt sie das Konzept einer Menge als abgeschlossener Einheit. Eine Menge, die sich selbst enthält, ist niemals abgeschlossen, sondern stellt einen immerwährenden, nicht endenden Prozess der Erweiterung dar.

Die Menge aller Mengen hört niemals auf, weil sie sich selbst enthält. Damit entspricht sie einem ursprünglichen Bewusstsein, das andauernd nur sich selbst erkennt. Mit jeder weiteren Stufe der Selbsterkenntnis, erweitert sich die Menge aller Menge um eine weitere Menge. Damit führt diese Selbsterkenntnis zu einer Schöpfung. Mit jeder Selbsterkenntnis wird wieder etwas Neues geschaffen. So entsteht die gesamte Schöpfung aus *Parabrahma*.

Die Bhagavad Gītā drückt dies im Kapitel 9, Vers 8 wunderbar aus:

प्रकृतिं स्वामवष्टभ्य विसृजामि पुनः पुनः

prakṛtiṃ svāmavaṣṭabhya visṛjāmi punaḥ punaḥ

Zurücklehnend in meine eigene Natur erschaffe ich immer wieder neu.

Auf diese Weise schafft Parabrahma durch den Prozess der Selbstbewusstwerdung immer wieder Neues. Das ist die eigentliche Natur des Bewusstseins (*cit*). Es schafft Neues durch seine Bewusstwerdung seiner eigenen Natur.

Sich immer wieder seiner selbst bewusst zu werden, ist die eigentliche Natur des Bewusstseins. Es wird sich immer wieder seiner eigenen Natur bewusst und erschafft damit immer wieder Neues. So hat auch Brahmā, der Schöpfer des Universums, in der Unendlichkeit des Parabrahma die endliche Menge aller Raumzeitpunkte geschaffen, die wir als das Universum bezeichnen. Diese Schöpfung ist niemals abgeschlossen und das Universum erweitert sich immer noch.[30]

In der Mathematik ist die Menge aller Mengen niemals abgeschlossen. Eigentlich überschreitet sie damit den Begriff einer Menge. Sie kann auch als unendliche Dynamik betrachtet werden. Sie ist eine Menge, die niemals endgültig festgelegt ist. Sie wird dann auch als Klasse bezeichnet. Eine Klasse ist der mathematische Begriff für eine Art von Gruppierung, die nicht den gleichen, strengen Regeln unterliegt, wie die Menge.[31]

Der nächste Begriff in der Gaṇeśa Purāṇa ist *rūpaṃ*. Er bezeichnet im Allgemeinen, dass sich etwas ausdrückt, dass es sich manifestiert. Mit dieser Übersetzung hatte ich zunächst etwas Schwierigkeiten, denn das scheint ein Widerspruch zum Wort *nirākāram* in der ersten Zeile zu sein, welches ja besagt, dass Gaṇeśa gestaltlos ist. Wie soll er da ein Ausdruck sein? Das wäre doch eine Art Gestalt. So habe ich dann Gaṇeśa direkt befragt und er hat es mir so erklärt:

Es ist so, wie wenn ich ein Navigationssystem im Auto benutze. Ich lege mein Ziel fest und dennoch kommen auf dem Weg dorthin immer wieder Verzweigungen der Straßen, bei denen ich die richtige Auswahl treffen muss, um an mein Ziel zu kommen. Gaṇeśa hilft mir bei der Auswahl sol-

---

[30] Mehr dazu in Göttliche Magie Band 2.

[31] Klasse oder Menge? Das betrachte ich noch genauer im Kapitel 8.

cher Verzweigungen in meinem Leben. Diese Entscheidungen treffe ich dann vorzüglich, weil sie im ganzheitlichen Wissen der unendlichen Ganzheit getroffen werden. Dazu befähigt mich Gaṇeśa. Wenn ich auf seine Hinweise höre, fahre ich den optimalen Weg, um meine Ziele zu erreichen.

Rūpaṃ entspricht also einer Anpassung der unendlichen Ganzheit von Parabrahma an die jeweilige Situation. Es ist eine Individualisierung der Unendlichkeit im Bereich des Endlichen. Das Unendliche wirkt genau passend in der jeweiligen Situation, in der es seine Wirkung entfaltet. *Rūpaṃ* ist also ein Gestalter. Das ist die Fähigkeit von Gaṇeśa. Er gestaltet die unendliche Ganzheit so, dass sie zur jeweiligen Situation am besten passt. Er selbst ist gestaltlos, kann aber gestalten, also eine Gestalt erzeugen. Durch diese Gestaltung bringt er dann immer die optimale Lösung und hilft seinen Verehrern, ihre Probleme zu lösen und vom Unglück zurück ins Glück zu kommen.

Was ist also *rūpaṃ* mathematisch betrachtet? Es ist der Begriff der Untermenge.[32] Aus einer Menge wird nach bestimmten Kriterien eine Untermenge ausgewählt. Was sind diese Kriterien? Es sind meine Zielvorgaben. Beim Navigationssystem im Auto werden aus der Menge aller Straßen nur die ausgewählt, die mich an mein Ziel bringen. Diese zielführenden Straßen sind eine Untermenge aller Straßen. Selbst wenn ich mich verfahre, passt sich das Navigationssystem wieder an und berechnet wieder im Voraus, welche Straßen mich zum Ziel führen.

Genau das ist mit *rūpaṃ* gemeint. Gaṇeśa wirkt also in jedem Moment wie ein Navigationssystem für unser Leben. Er berechnet aus der unendlichen Ganzheit von Parabrahma immer wieder die beste Route, indem er eine Auswahl trifft. Er wählt aus dem unendlichen Feld aller Möglichkeiten die optimale Untermenge für uns aus, um optimal voranzukommen. Und was auch noch schön ist, wie beim Navigationssystem ist er nicht beleidigt, wenn ich einmal eine Abfahrt verpasse. Die Route wird einfach neu berechnet und das Problem ist wieder gelöst, auch wenn ich dann vielleicht einige Minuten später ankomme.

---

[32] Die mathematische Grundregel zur Bildung einer Untermenge ist das Aussonderungsaxiom. Es bestimmt, dass entsprechend einem Prädikat, also einer gewählten Eigenschaft, aus einer Menge all diejenigen Elemente ausgesondert werden, welche diese Eigenschaft besitzen. Daraus entsteht eine neue Menge und sie heißt Untermenge oder auch Teilmenge.

Vers 2

Nun kommen wir zum nächsten Vers in der Gaṇeśa Purāṇa. Er beginnt mit dieser Zeile:

Den Atem ohne Eigenschaften, den Gestalter des Glücksbewusstseins,

guṇātītam ānaṃ cidānandarūpaṃ

Guṇā bedeutet Eigenschaften. Speziell sind die Guṇā die drei Grundtendenzen der Natur. Das ist die achtfach unterteilte Natur, von der Kṛṣṇa in der Bhagavad Gītā im Vers 7.4 gesprochen hat.[33] Diese achtfach unterteilte Natur der unendlichen Ganzheit entsteht aus drei Grundtendenzen. Wie wir gerade vorher gesehen haben, brauchen wir zur Auswahl einer Untermenge Kriterien, nach denen diese Auswahl geschieht. Die Bildung der unendlichen Untermengen der Natur geschieht nach drei Kriterien, welche Guṇā heißen. Die drei Guṇā sind die folgenden Grundtendenzen:

- Sattva → Klarheit, Wissen, Licht
- Rajas → Aktivität, Bewegung
- Tamas → Festigkeit, Trägheit, Faulheit, Schlaf

Wenn sie als Prädikate, das heißt als Filter, auf die unendliche Ganzheit angewendet werden, entstehen daraus acht verschiedene Untermengen der Unendlichkeit. Diese Untermengen sind auch alle wieder unendlich, jedoch sind sie jeweils eine spezielle Ausprägung der Unendlichkeit. Auf die Details, wie aus den drei Guṇā genau acht Aspekte der Natur entstehen, komme ich später noch zu sprechen.[34]

Hier geht es zunächst um etwas Anderes, nämlich um den Begriff *guṇātītam*. Er besteht aus *guṇā* und *atītam*. Das bedeutet, die Guṇā zu überschreiten oder sie zu vernachlässigen, oder zu ignorieren. Die Guṇā führen zur achtfach geteilten Natur und Gaṇeśa überschreitet diese Unterteilung. Sein Atem ist jenseits der Guṇā, also jenseits der drei Tendenzen, die sich in die acht Aspekte der Natur entwickeln.

Was ist also der Atem von Gaṇeśa? Es ist *guṇātītam ānaṃ*. Es ist ein Atem, der die drei Guṇā überschreitet. Es ist ein Atem ohne Eigenschaften. Was könnte das sein? Atem ist eine Bewegung. Der Ayurveda kennt fünf

---

[33] Siehe Kapitel 5, Himmel und Erde, im Abschnitt: Die Natur.

[34] Siehe Göttliche Magie Band 2.

verschiedene Atemströme im menschlichen Körper.[35] Diese fünf haben aber jeweils spezielle Eigenschaften. Sie können hier nicht gemeint sein.

Was stattdessen gemeint ist, ist die erste Bewegung. Es ist die Bewegung von der Leere zur Ganzheit und von der Ganzheit zur Leere. Die unendliche Ganzheit von Parabrahma besteht nur aus der leeren Menge in unendlich vielen verschiedenen Verpackungen. Damit bewegen wir uns zwischen der Leere der leeren Menge und der Fülle der unendlichen Ganzheit, der Menge aller Mengen. Das ist der erste Atem, der Atem ohne Eigenschaften. Das ist die eigentliche Bedeutung von *guṇātītam ānaṃ.* Gaṇeśa beherrscht die Mengenlehre und damit auch diesen Ur-Atem von Allem.

Dieser Wechsel zwischen Fülle und Leere wird uns immer wieder begegnen. Er ist überall in unserem Universum zu finden. Die Physik hat entdeckt, dass alles im Universum aus Schwingungen besteht. Die Urschwingung ist die erste Schwingung zwischen Fülle und Leere. Um diese zu beschreiben, hat die Physik entsprechende mathematische Hilfsmittel entwickelt. Dabei geht es immer darum, dass ein Wechsel zwischen Existenz und Nicht-Existenz stattfindet.

Überall in der Schwingungslehre begegnet uns der Wechsel zwischen realem und imaginärem Anteil einer Schwingung. Sie sind dauernd im Wechsel. Das begegnet uns in den Schwingungen der Quantenfelder[36] oder auch der klassischen Felder, wie elektromagnetischen Schwingungen, beim Wechselstrom oder einfach nur in einer Wasserwelle.

Hier habe ich etwas vorgegriffen, denn zum Universum kommen wir erst im Band 2. Die Urschwingung, der Atem ohne Eigenschaften existiert aber noch vor dem Universum und er ist stark genug, das Universum zu schaffen.

In der vedischen Wissenschaft entdecken wir diese Urschwingung in der Interaktion zwischen dem ersten und dem zehnten Mandala des Ṛgveda. Während die anderen acht Mandalā der achtfachen Natur entsprechen und dem Einfluss der Guṇā unterliegen, entziehen sich das erste und das zehnte Mandala diesem Einfluss. Das erste Mandala beschreibt die unendliche Ganzheit von Parabrahma, während das zehnte Mandala

[35] Die fünf Atemströme im Körper sind Prāna, Apāna, Udāna, Samāna, Vyāna.

[36] Diese Schwingungen heißen Wellenfunktionen.

Puruṣa, die absolute Stille der leeren Menge beschreibt. Zwischen ihnen gibt es einen Austausch. Dieser Austausch ist *guṇātītam ānaṃ*, also der Atem ohne Eigenschaften, ohne Guṇā.

Es geht um die Stille zwischen den Lauten. Wie jede Welle von einem Fließen zurück zur Stille und wieder zum nächsten Fließen kommt, so wechseln sich in den vedischen Gesängen Laute und Stille ab. Sie fließen ineinander über. Das ist die Urschwingung. Sie überschreitet alle Eigenschaften, denn in der Bewegung vom Laut zur Stille werden alle Eigenschaften überwunden. Der Laut versiegt in der Stille. Dort sind alle Eigenschaften verschwunden. Das ist die eigentliche Bedeutung von *guṇātītam*, nämlich das Zurücklassen der Eigenschaften.

Unsere Verszeile geht weiter mit:

den Gestalter des Glücksbewusstseins,

cidānandarūpaṃ

Hier steht wieder *rūpaṃ* am Ende. Es handelt sich also wieder um eine Auswahl, eine Untermenge aus der Menge aller Mengen. Was erreicht Gaṇeśa mit dieser Eigenschaft? Aus allen Möglichkeiten des Parabrahma, der unendlichen Ganzheit, wählt er *cid* und *ānanda*, also Bewusstsein und Glück. So hilft er uns, bewusst zu werden und glücklich zu sein. Damit gestaltet er für uns das Glücksbewusstsein.

Wir haben schon im ersten Vers gesehen, dass Gaṇeśa keinen Unterschied zwischen den Glücklichen und den Unglücklichen macht. Er ist das Glück der Unglücklichen. Wie macht er das aber? Indem er aus der Ganzheit von Glück und Unglück nur die Untermenge des Glücks bildet. Damit bringt er seine Verehrer vom Unglück zum Glück. Es ist so einfach. Das Unglück wird einfach nicht ausgewählt. Aus der Gesamtheit aller Möglichkeiten wählen wir nur das Glück und Gaṇeśa macht es zur Realität.

Das Gleiche geschieht mit *cid*, das heißt mit Bewusstsein. Im Parabrahma ist alles enthalten, sowohl Bewusstsein als auch Unbewusstsein. Gaṇeśa hilft uns, wieder die richtige Auswahl zu treffen. Er hilft uns, Bewusstsein auszuwählen. So erleben wir die unendliche Ganzheit bewusst. Das ist Erleuchtung. Es ist das bewusste Gestalten der unendlichen Ganzheit. Unendliches Bewusstsein und unendliches Glück zusammen. Das ist genau die Untermenge der Ganzheit, die wir uns wünschen und Gaṇeśa verhilft uns dazu. Er ist also *cid ānanda rūpaṃ*, der Gestalter des Glücksbewusstseins.[37]

Wir kommen zur nächsten Zeile des Verses:

die Ausstrahlung des Bewusstseins, den Allgegenwärtigen, das Ziel des Wissens,

cidābhāsakaṃ sarvagaṃ jñānagamyam

Wie setzt sich *cidābhāsakaṃ* zusammen? Es ist *cid*, *ābhāsa* und *kaṃ*. Das bedeutet Bewusstsein (*cid*), welches strahlen (*ābhāsa*) möchte (*kaṃ*). Das Bewusstsein möchte sich ausdehnen. Es ist seine Grundeigenschaft, sich auszudehnen. Wir hatten vorher untersucht, wie die Menge aller Mengen nicht nur unendlich ist, sondern sich immer wieder selbst erkennt. Das ist die grundsätzliche Eigenschaft von Bewusstsein, nämlich sich immer wieder selbst zu erkennen. Damit wird die Menge aller Mengen immer wieder größer. Sie dehnt sich also aus. Das geht unendlich weit.

Dieses unendliche Ausdehnen ist *ābhāsa,* das Strahlen des Bewusstseins. Und Bewusstsein möchte sich ausdehnen, denn das ist seine eigentliche Natur. Selbsterkenntnis ist das Wesen des Bewusstseins und in seiner Selbsterkenntnis liegt seine Ausdehnung, seine Ausstrahlung. So erschafft es sich selbst immer wieder neu.

In den Grundlagen der Mathematik, also den ersten zehn Axiomen, wird diese Eigenschaft von Gaṇeśa als das sogenannte Ersetzungsaxiom bezeichnet. Es besagt, dass die Projektion einer Menge wieder eine Menge ist. So dehnt sich die Menge aus und ihre Projektion, ihr Ausstrahlen, ist wieder eine Menge. Unendliches Bewusstsein bleibt Bewusstsein, während es sich selbst erkennt.

Das Wort *kaṃ* bedeutet, etwas zu wünschen, etwas haben zu wollen, sich nach etwas zu sehnen. Wir haben zwar vorher gesehen, dass Gaṇeśa keine eigenen Wünsche hat, die Ausdehnung des Bewusstseins ist aber etwas anderes. Das möchte er schon fördern. Die Ausdehnung des Bewusstseins ist eine grundlegende Eigenschaft von Bewusstsein und diese Ausdehnung möchte Gaṇeśa. Er fördert die Ausdehnung des Bewusstseins auch bei seinen Verehrern.

---

[37] Das Singen dieses Mantra hilft, dieses selbst zu erleben. Unendliches Glücksbewusstsein! Da kommt Freude auf! Ein Video zum Mitsingen gibt es hier: https://www.youtube.com/watch?v=DVfT6hI6it0

Wie weit geht diese Ausdehnung? Unendlich weit. Sie kommt überall hin. Das ist die Bedeutung des nächsten Ausdrucks *sarvagaṃ*. *Sarva* bedeutet Alles und *gaṃ* bedeutet zu gehen. *Sarvagaṃ* bedeutet also überall hinzugehen.[38]

Das ist eine Fähigkeit von Gaṇeśa, nämlich überall hinzugehen und auch hinzukommen. Wie macht er das? Er ist schon überall. Die Nullmenge, bildlich seine Maus, ist schon überall. So reitet Gaṇeśa auf seiner Maus und kommt überall hin, weil sie schon überall ist.

Der nächste Ausdruck ist *jñānagamyam*. Er setzt sich zusammen aus *jñāna* und *gamyam*. *Jñāna* ist das Wissen und *gamyam* ist das Ziel. Was ist Wissen und was ist das Ziel des Wissens?

Wissen ist die Verbindung zwischen der Realität und Bewusstsein. Wissen verbindet Sat und Cit. Es verbindet zwei der untrennbaren Qualitäten des Unendlichen, des Sat-Cit-Ānanda.

Was ist ein Ziel? Das können wir aus dem Wort *gamyam* erschließen. Es setzt sich zusammen aus *gam* und aus *yam*. *Gam* bedeutet zu gehen. *Yam* bedeutet zusammenzuhalten. Ein Ziel ist das Gemeinsame eines Gehens. Jeder Schritt geht auf das Ziel zu.

Das Ziel des Wissens ist das Gemeinsame eines jeden Schritts des Wissens, also alles zu kennen und damit die Verbindung zwischen der Realität und dem Bewusstsein vollständig zu machen. Das ist eine Eigenschaft von Gaṇeśa. Er kennt alles und hat damit ein Bewusstsein der vollständigen Realität. Dieses Wissen ist vollständig. Es ist totales Wissen. Es ist unendlich und allumfassend. Jemand, der überall ist, überall hinkommt, kennt auch alles.

Allmählich werden wir immer mehr mit den wichtigsten Eigenschaften von Gaṇeśa vertraut. Die Liste seiner Eigenschaften bewegt sich von der Einheit zur Vielfalt. Sie begann völlig unmanifest und abstrakt und wird nun immer konkreter. Die Grundlagen der Mathematik haben wir nun alle

---

[38] In der Sprache der mathematischen Axiome wird dieser Ausdruck *sarvagaṃ* mit dem Symbol ∀ dargestellt. Das Symbol ∀ bedeutet, dass der nachfolgende Ausdruck für alle Mengen gilt, die unmittelbar nach dem ∀ stehen. So bedeutet zum Beispiel ∀X, dass das Nachfolgende für alle Mengen mit dem Namen X gilt.

erkannt.[39] Jetzt bewegen wir uns hin zur Physik, welche mit der Erschaffung der Raumzeit beginnt.

Die Raumzeit ist sowohl Raum als auch Zeit. Raum und Zeit lassen sich nicht voneinander trennen. Sie sind miteinander verbunden. Je nach Bewegungszustand eines Beobachters gehen Raum und Zeitkoordinaten ineinander über. Diese Erkenntnis kam nicht erst neu mit der speziellen Relativitätstheorie von Albert Einstein, sondern sie war der vedischen Wissenschaft bereits lange vorher bekannt.[40]

Da Beobachter eine Rolle in der Wahrnehmung der Raumzeit spielen, kommen nun Beobachter ins Spiel. Die nächste Zeile heißt:

von den Heiligen verinnerlicht, den Gestalter der Raumzeit, den unendlichen Herrscher,

munidhyeyam ākāśarūpaṃ pareśaṃ

Muni sind stille Asketen, die alleine leben, meistens im Wald, in einem Haus, einer Einsiedelei, etc. Sie sind also still und haben einen festen Platz. Damit sind sie Beobachter, die nicht eingreifen, jedoch eine feste Position haben.

Sie haben ein Meditationsobjekt *dhyeyam*, welches sie verinnerlichen. Ihr Meditationsobjekt ist die Raumzeit, welche im Sanskrit *ākāśa* heißt. Was bedeutet in diesem Zusammenhang *rūpaṃ*, welches wir schon vorher als die Untermenge erkannt haben? Welche Untermenge wird hier aus der gesamten Raumzeit gebildet? Es ist die Untermenge, die spezielle Sicht, die der stille Beobachter auf die Raumzeit hat. Das ist nicht die Gesamtheit aller Möglichkeiten der Raumzeit, sondern nur der Ausschnitt, den der stille Beobachter mit einem festen Standpunkt, eben dieser *Muni* hat. Wenn sich ein Beobachter bewegt, vor allem, wenn er sich schnell bewegt, sieht er eine andere Untermenge der Raumzeit, bei der Raum und Zeit sich ineinander verschieben. Die stille Sicht auf die Realität der Raumzeit ist also im ersten Abschnitt dieser Zeile beschrieben im Ausdruck *munidhyeyam ākāśarūpaṃ*.

---

[39] Sie bestehen aus den zehn Axiomen der Mathematik, welche alle in diesen drei Versen der Gaṇeśa Purāṇa enthalten sind.

[40] In Göttliche Magie Band 2 werden wir die vedische Sicht der Raumzeit noch genauer untersuchen, wenn es um die Entstehung des Universums geht.

Das nächste Wort beschreibt Gaṇeśa als den unendlichen Herrscher. Er ist *pareśaṃ*. Dieses Wort setzt sich zusammen aus *para* und *īśa*. Das a und ī verschmelzen zu einem e.[41] *Para* bedeutet unendlich und *īśa* ist ein Herrscher. Gaṇeśa ist also ein unendlicher Herrscher oder ein Herrscher, der in der Unendlichkeit regiert oder ein Herrscher, der die Unendlichkeit regiert. Wie er das macht, werden wir später noch genauer betrachten. Es gibt dazu ein mathematisches Verfahren der Mengenlehre, wodurch mit der Unendlichkeit alles Endliche verändert werden kann.[42]

Nun kommt wieder der Refrain, das heißt die Wiederholung der letzten Zeile, wie beim ersten Vers auch.

den Gestalter der unendlichen Ganzheit,

Gaṇeśa (den Herrscher der Gruppen) möchten wir verehren.

Vers 3

Wir kommen zum dritten Vers aus der Gaṇeśa Purāṇa:

Die Ursache der Welt, den Gestalter des ursprünglichen Wissens,

jagatkāraṇaṃ kāraṇajñānarūpaṃ

Was bedeutet die Ursache der Welt? Es ist die Ursache der gesamten Schöpfung. Die Schöpfung geschieht durch das Schaffen einer Vielfalt in der Einheit. Gaṇeśa verursacht diese Schöpfung, da er die Vielfalt in der Einheit kontrolliert.

Die endliche Vielfalt unseres Universums wird aus der unendlichen Einheit geschaffen. Dazu erschafft der Schöpfer Brahmā zunächst einmal die Raumzeit. Das ist die erste Vielfalt in der Einheit. Innerhalb von Raum und Zeit findet dann die weitere Schöpfung statt.[43]

Mit dem Wort *kāraṇaṃ* treten wir nun in den Bereich der Logik. *Kāraṇaṃ* bedeutet eine Ursache. Die Welt, *jagat* ist dann die Auswirkung dieser Ursache. Gaṇeśa ist also die Ursache der Welt. Er bewirkt, dass eine

---

[41] Das ist eine sogenannte Sandhi Regel, wodurch der letzte Laut eines Wortes und der erste Laut eines nachfolgenden Wortes sich gegenseitig verändern können, so dass der Sprachfluss vereinfacht wird. Sandhi bedeutet Vereinigung und Harmonie.

[42] Das Verfahren nenne ich auch die Zahlenmagie und werde es ausführlich in Göttliche Magie Band 2 erklären.

[43] Die Entstehung des Universums betrachten wir im Band 2 noch genauer.

Welt zustande kommt. Wie macht er das? Er bildet eine Untermenge aus der unendlichen Ganzheit, also aus Parabrahma. Diese Untermenge hat die Eigenschaft, logisch zu sein. Mit dieser Untermenge aus allen Möglichkeiten wählt er also nur die Möglichkeiten aus, welche den Gesetzen der Logik von Ursache und Wirkung folgen.

Im weiteren Schöpfungsprozess werden aus diesen Gesetzen der Logik nach und nach alle Naturgesetze entstehen. Die Naturgesetze sind es dann, welche die Welt im Einzelnen schaffen und verwalten und auch wieder auflösen. Aber dazu kommen wir noch später.

Jetzt sind wir erst beim Wort *kāraṇaṃ*. Es bedeutet eine Ursache. Es entsteht aus der Wurzel *kṛ*, welche zu handeln, zu tun, zu bewirken bedeutet. Diese Wurzel wird intensiviert zu *kār*. Das bedeutet also, etwas intensiv zu tun oder zu bewirken. Die Nachsilbe *aṇa* macht dann das Tätigkeitswort zum Hauptwort, also das, was etwas bewirkt. Das ist eben die Ursache. Die Ursache ist einfach das, was etwas bewirkt. Das *ṃ* am Schluss ist lediglich die Neutrum-Form, welche bei zusammengesetzten Wörtern auftaucht.

Jagatkāraṇaṃ ist also die Ursache der Welt. *Jagat* ist die Welt und *kāraṇaṃ* ist ihre Ursache. Die Ursache der Welt hat die Welt als ihre Auswirkung. Wie kommt die Welt eigentlich zustande?

Die Welt ist eine Vielfalt in der Einheit. Diese Vielfalt wählt Gaṇeśa aus, indem er eine Untermenge aus der unendlichen Menge von Allem bildet. Aus Parabrahma, der unendlichen Ganzheit wählt er die unendliche Untermenge aus, die den Gesetzen von Ursache und Wirkung folgt. Das ist eine enorme Einschränkung, aber es ist immer noch eine unendliche Menge. Es gibt also unendlich viele Möglichkeiten, die logisch korrekt sind.

Da Gaṇeśa die Ursache der Welt ist, ist er auch derjenige, der diese Ursache kennt. Dies beschreibt der nächste Ausdruck *kāraṇajñānarūpaṃ*. Er setzt sich aus drei Wörtern zusammen: *Kāraṇa* ist die Ursache. *Jñāna* ist das Wissen. *Rūpaṃ* ist der Gestalter, also derjenige, der eine Untermenge aus einer größeren Ganzheit bildet.

Das Wort *rūpaṃ* lässt sich sowohl auf den ersten Teil der Zeile *jagatkāraṇaṃ*, als auch den zweiten Teil *kāraṇajñāna* anwenden. Die erste Variante bedeutet, Gaṇeśa wählt nur diejenigen Möglichkeiten aus der unendlichen Ganzheit aus, die den Gesetzen von Ursache und Wirkung folgen und bewirkt damit die Welt. In der Welt existiert nichts ohne Ursache.[44]

Die zweite Variante gilt auch. Sie bedeutet, Gaṇeśa wählt nur das Wissen aus, das den Gesetzen von Ursache und Wirkung folgt. Das ist mit *kāraṇajñānarūpaṃ* gemeint. Wissen ist also immer logisch korrekt. Es ist in sich selbst schlüssig und aus Ursachen und Wirkungen ableitbar.

Die Welt folgt also zum einen, klaren Regeln und zum anderen, sind diese Regeln auch begreifbar. Das Wissen über die Welt lässt sich logisch korrekt erschließen.

Diese Begreifbarkeit und Berechenbarkeit der Welt hat einige der größten Denker der Menschheit verblüfft und inspiriert. Philosophen, Physiker und Mathematiker haben sich immer wieder diese Fragen gestellt: Warum spielt die Mathematik eine so wichtige Rolle in der Physik? Warum funktioniert die Welt so exakt und so berechenbar? Warum können wir die Naturgesetze verstehen, berechnen und daher in der Technologie nutzbar anwenden?

Im Gaṇeśa Mantra haben wir eine Erklärung dafür: Die Welt kann von uns verstanden werden, weil Gaṇeśa aus der Fülle aller Möglichkeiten Untermengen gestaltet hat, die verstanden werden können. *Kāraṇajñāna*, das Wissen von der Ursache existiert also. Daher können wir die Welt begreifen. Sie folgt Regeln, welche wir erkunden können. Diese Regeln sind Ketten von Ursachen und Wirkungen, die wieder zu Ursachen werden für weitere Wirkungen. Das setzt sich immer weiter fort.

Durch unsere Erkundung kann Gaṇeśa immer wieder neue Untermengen aus der unendlichen Ganzheit bilden, welche ein verständliches Wissen von den Ursachen von allem darstellen. Gaṇeśa ist also nicht nur der Herrscher aller Mengen, sondern er kann sie auch erklären. Dieses Buch entsteht gerade eben durch seine Inspiration und führt wieder zu einer neuen Untermenge vom vollständigen Wissen aller Ursachen.

---

[44] Ein kleiner Hinweis für Quantenphysiker, die der Kopenhagen-Interpretation folgen: Aus der vedischen Sichtweise gibt es in der Welt nichts ohne Ursache. Wie könnte aus Chaos wieder Ordnung entstehen? Darüber lohnt es sich, nachzudenken. Der bloße Hinweis auf die Herstellung einer neuen Ordnung durch Summierung des Zufalls reicht zu einer guten Erklärung noch nicht aus.

7. Gaṇeśa, Herrscher der Mengen

Wir kommen zur nächsten Zeile im dritten Vers:

das erste Naturgesetz, die erste Freude,

den Herrscher der Eigenschaften, den Herrscher der Gruppen,

surādiṃ sukhādiṃ guṇeśaṃ gaṅeśam

Surā sind Naturgesetze.[45] Es sind die Naturgesetze, die die Vielfalt bestimmen. *Ādi* ist der Beginn, der Anfang einer Liste von Elementen. Das erste dieser Naturgesetze bedeutet, dass die vielfältige Welt eine Ursache hat. Das haben wir in der vorherigen Zeile im Wort *jagatkāraṇaṃ* entdeckt. Diese erste Ursache ist eine Eigenschaft von Gaṇeśa. Er ist das erste Element in der Menge aller Naturgesetze. Dort taucht er als das Gesetz von Ursache und Wirkung auf. Er ist die erste Ursache der Vielfalt. Damit beginnt die Schöpfung der Naturgesetze aus ihrer ersten Ursache. Gaṇeśa ist das erste Naturgesetz. Das bedeutet *surādiṃ.* Bei jedem Neuanfang wird daher in der vedischen Kultur immer zuerst Gaṇeśa angerufen und um seine Mitwirkung gebeten.

In der Mathematik entspricht diese Eigenschaft dem Fundierungsaxiom. Es besagt, dass jede Menge ein erstes Element enthalten muss. Keine Menge kann unendlich in sich selbst nur als ihre eigenen Elemente auftauchen. Sie muss einen Anfang haben.

Durch dieses erste Naturgesetz von Ursache und Wirkung entsteht eine Ordnung in der Menge der Naturgesetze. Sie werden von Gaṇeśa gestaltet, indem er eine Untermenge aus der unendlichen Ganzheit bildet, die seiner Grundregel folgt. Diese Grundregel von Ursache und Wirkung ist das erste Naturgesetz *surādiṃ.* Alle anderen Naturgesetze bauen darauf auf, denn sie alle befolgen die Grundregel von Ursache und Wirkung. Erst durch Ursachen und Wirkungen entsteht eine Ordnung.[46]

Die nächste Eigenschaft von Gaṇeśa ist *sukhādiṃ, die erste Freude.* Aus der unendlichen Glückseligkeit von Ānanda gestaltet Gaṇeśa wieder alle

---

[45] Die Surā werden häufig als „die Götter" übersetzt. Von ihnen gibt es dann eine Menge von Geschichten in der vedischen Mythologie. Dieser Begriff bringt uns aber bei unserer exakten Analyse ihrer Funktion nicht wirklich weiter. Daher betrachte ich sie als die Naturgesetze, welche von der Mathematik, der Physik und den Naturwissenschaften wesentlich genauer erforscht wurden.

[46] Aus dem Fundierungsaxiom entsteht das mathematische Konzept der Wohlordnung einer Menge.

möglichen Untermengen. Diesen Vorgang kennen wir bereits. So entstehen verschiedene Ebenen von Freude. Die absolute Glückseligkeit wird zur Freude, wenn sie sich manifestiert, das heißt erlebbar wird. Die höchste Ebene dieser Freude haben wir bereits vorher im Kapitel 4 in der Taittirīya Upaniṣad Vers 2.9 gesehen. Sie beschreibt die höchste, unendliche Glückseligkeit:[47]

2.9 ... Wer das Glück von Brahman kennt, von dem alle Worte zurückkehren, ohne es zu erreichen, mit Sinneskontrolle zu erfassen, fürchtet sich nicht, egal wovor.

Daraus entsteht *sukhādiṃ, die erste Freude.* Das ist die Freude von Brahman. Das ist die Freude von Gaṇeśa. Sie ist unendlich groß. Mit dieser höchsten Freude beginnt die Menge aller Freuden.

Der erste Schritt in die Endlichkeit kommt danach mit der Freude von Brahmā,[48] dem Weltenschöpfer. Ab hier wird die Freude messbar und wir können über mehrere Schritte zurückgehen bis zur Freude, die ein völlig glücklicher Mensch durch materielle Dinge auf der Erde genießen kann.

Glück und Freude sind Eigenschaften, die in der bisher bekannten Mathematik nicht vorkommen. Gaṇeśa ist also kein trockener Mathematiker, sondern er hat eine unendliche Freude daran, die Vielfalt aus der Einheit zu gestalten. So kann er uns immer wieder helfen, zurück in die Freude zu kommen. Er kennt die höchste Freude, *die erste Freude, sukhādiṃ.*

Mit den Abstufungen der Freude entsteht die Endlichkeit aus der Unendlichkeit. Damit werden wir uns im Band 2 beim Plan der Schöpfung noch ausführlicher befassen. Alle Eigenschaften lassen sich auf drei Grundtendenzen reduzieren. Sie heißen die drei *guṇā.* Durch verschiedene Kombinationen der drei *guṇā* entstehen daraus alle messbaren Eigenschaften der Naturgesetze und der Bestandteile des Universums.

Hier noch einmal die Eigenschaften der drei *guṇā* zur Erinnerung:

- Sattva → Klarheit, Wissen, Licht
- Rajas → Aktivität, Bewegung
- Tamas → Festigkeit, Trägheit, Faulheit, Schlaf

---

[47] Siehe Kapitel 4, Die Richtung der Reise, Wahrheit - Der Blick nach oben.

[48] Brahmā (Maskulin, Nominativ), der Weltenschöpfer, wird anders geschrieben als Brahma (Neutrum, Nominativ von Brahman), die höchste Unendlichkeit.

7. Gaṇeśa, Herrscher der Mengen

Gaṇeśa ist der Herrscher über die drei *guṇā* speziell und alle weiteren Eigenschaften, die sich daraus ergeben, also auch über die *guṇā* allgemein. Das ist die Bedeutung des Worts *guṇeśaṃ*. Er ist der Herrscher über alle Eigenschaften.

Warum herrscht er über alle Eigenschaften? Weil er über alle Gruppen herrscht, und Eigenschaften kommen in Gruppen. Das ist auch die Bedeutung seines Namens *Gaṅeśam*. Er ist der Herrscher über die Gruppen,[49] also der Herrscher der Mengenlehre. Die erste Analyse seines Namens war bereits unser Einstieg in die Mengenlehre.

Es geht weiter mit der nächsten Zeile aus dem dritten Vers:

jagadvyāpinaṃ viśvavandyaṃ sureśaṃ

den Weltendurchdringer, von allen Verehrten, den Herrscher der Naturgesetze,

Was bedeutet *jagadvyāpinaṃ*? Es besteht aus den Wörtern *jagad* und *vyāpinaṃ*. *Jagad* ist die erschaffene Welt, also eine Untermenge der unendlichen Ganzheit mit speziellen Eigenschaften. Entsprechend dieser Eigenschaften gestaltet Gaṇeśa die Untermenge, welche die Welt genannt wird. In diesem Manifestationsvorgang tritt dann auch der Weltenschöpfer Brahmā auf. Da die Welt aber immer nur eine Untermenge der unendlichen Ganzheit ist, wird sie wie jede andere Untermenge auch von Gaṇeśa durchdrungen. Er bildet Untermengen entsprechend der passenden Eigenschaften und er ist in jeder Menge als die leere Menge vorhanden. Er durchdringt jede Menge und weil die ganze Welt auch nur eine Menge von Elementen ist, durchdringt er auch die ganze Welt. Das bedeutet *vyāpinaṃ*, etwas zu durchdringen, also überall in einer Menge vorhanden zu sein. Gaṇeśa ist also *jagadvyāpinaṃ*, der Weltendurchdringer.

Beim Lesen dieses Abschnitts über die Eigenschaften von Gaṇeśa geht es dir wahrscheinlich so wie mir beim Schreiben. Man kommt aus dem Staunen nicht heraus. Man kann nur noch Verwunderung und Bewunderung für die Allmacht und die Allwissenheit von Gaṇeśa empfinden. Daher ist er der von allen Verehrte, *viśvavandyaṃ*.

---

[49] In der Mathematik hat der Begriff Gruppe noch eine andere, speziellere Bedeutung. Eine Gruppe ist eine spezielle Art von Menge mit zusätzlichen Eigenschaften. Das Sanskritwort *Gaṅa* bezeichnet aber eher die allgemeine Bedeutung, also den Begriff der Menge.

Mit *viśva* sind speziell auch die *viśve devā* gemeint. Das sind die Naturgesetze, die die Welt verwalten. Auch sie sind voller Verehrung für Gaṇeśa, denn sie kennen noch viel genauer als die Menschen, was es bedeutet, in der unendlichen Ganzheit die Vielfalt der Welt zu gestalten.

Sie verehren Gaṇeśa und akzeptieren ihn als ihren Herrscher. Das bedeutet *sureśaṃ*, der Herrscher der Naturgesetze. Was die Naturgesetze sind, welche Naturgesetze existieren, in welchen Gruppen sie kommen und wie sie im Einzelnen funktionieren, werden wir im Band 2 noch genauer betrachten. Zunächst haben wir also den Herrscher aller Naturgesetze betrachtet und uns damit erst einmal einen Überblick verschafft. Aus diesem Wissen können wir die gesamte Natur in ihrem absoluten und ihren acht relativen Gesichtspunkten verstehen lernen.[50]

Der dritte Vers endet auch wieder im Refrain, den ich schon beim ersten Vers erklärt habe:

den Gestalter der unendlichen Ganzheit,

Gaṇeśa (den Herrscher der Gruppen) möchten wir verehren.

parabrahma rūpaṃ gaṇeśaṃ bhajema

Gaṇeśa – der Herrscher der Mathematik

Mit diesem langen vorherigen Abschnitt konnte ich durch die Analyse von drei Versen aus der Gaṇeśa Purāṇa nachweisen, dass alle grundlegenden Aussagen der Mathematik auch die Eigenschaften von Gaṇeśa sind. Schauen wir uns den Nachweis noch einmal genauer an.

Die zehn Axiome der Mathematik sind bekannt. Man kann sie unter dem Namen Zermelo-Fraenkel-Mengenlehre (ZFC) leicht finden. Auch die Eigenschaften von Gaṇeśa sind in der Gaṇeśa Purāṇa im Upāsanā Khaṇṭa Adhyāya 13 zu finden. Vor allem aber stammen diese Verse von Brahmā, Viṣṇu und Maheśvara, also dem Schöpfer, Erhalter und Befreier unseres Universums. Diese drei gelten in der vedischen Wissenschaft als authentische Quelle von zuverlässigem Wissen.

---

[50] Siehe auch im Kapitel 5, Himmel und Erde im Abschnitt ‚Die Natur', das Zitat von Kṛṣṇa in der Bhagavad Gita über seine achtfache relative Natur (BG 7.4) und seine eine höhere Natur (BG 7.5).

Nachfolgend eine Tabelle der Axiome der Mathematik nebst den Eigenschaften von Gaṇeśa in Sanskrit und Deutsch.

	ZFC Axiom	Gaṇeśa Bezeichnung	Gaṇeśa Eigenschaft
1	Extensionalität	Nirvikalpaṃ	Vorstellungslos
2	Leermengen	Ajaṃ	Ungeboren
3	Paarmengen	Advaita	Ohne Zweiheit
4	Vereinigung	Ekaṃ	Einer
5	Unendlichkeit	Paraṃ	Unendlich
6	Potenzmengen	Pūrṇam	Voll
7	Fundierung	Surādiṃ	Erstes Naturgesetz
8	Aussonderung	Rūpaṃ	Gestalter
9	Ersetzung	Cidābhāsakaṃ	Ausstrahlung des Bewusstseins
10	Auswahl	Nirīhaṃ	Wunschlos

Die Allgemeingültigkeit dieser zehn grundlegenden Axiome der Mathematik[51] ist auch in der Eigenschaft *nirviśeṣaṃ* von Gaṇeśa ausgedrückt. Das Wort bedeutet *unterschiedslos*. Gaṇeśa behandelt jede Menge, jedes Element und jede Regel unterschiedslos. Er macht also keine Ausnahmen.

Das ist auch die Rolle der mathematischen Axiome. Sie sind allgemeingültig und existieren einfach, ohne dass sie bewiesen werden müssen. Alle anderen mathematischen Regeln lassen sich dann aber beweisen, indem sie auf die zehn Axiome zurückgeführt werden.

Die obige Tabelle zeigt, dass alle grundlegenden Eigenschaften der Mathematik, also die grundlegenden zehn Axiome, auch Eigenschaften von Gaṇeśa sind. Das macht Gaṇeśa zum Herrscher der Mathematik.

Wer hier noch den Eindruck hat, dies sei unwissenschaftlich, sollte sich Folgendes überlegen: Die Axiome der Mathematik sind nicht als Naturgesetze entdeckt worden, sondern sie haben sich auch erst aus dem Denken

[51] Ihre Allgemeingültigkeit wird eindrucksvoll auf der Webseite metamath.org aufgezeigt. Sie enthält ein durch Software überprüftes, mathematisches Beweissystem mit den Beweisen von 23000 mathematischen Formeln, welche alle auf die zehn Axiome zurückgeführt werden.

einiger bedeutender Mathematiker entwickelt. Vor allem Zermelo und Fraenkel werden erwähnt, aber viele andere Vordenker haben dazu beigetragen. Die zehn Axiome haben sich einfach als praktisch herausgestellt, weil sich die gesamte Mathematik widerspruchsfrei von ihnen ableiten lässt.[52]

In der vedischen Wissenschaft gelten die Aussagen von Brahmā, Viṣṇu und Maheśvara auch als widerspruchsfreies Wissen. Wenn diese drei also Gaṇeśa mit seinen speziellen Eigenschaften beschreiben, ist das kein Zufall, sondern ein Hinweis auf das tiefgründige Wissen der vedischen Wissenschaft über die Grundlagen der Existenz, des Bewusstseins und des Universums. Sie haben Gaṇeśa so beschrieben, dass in seinen Eigenschaften die gesamte Mathematik enthalten ist.

Gaṇeśa ist daher nicht nur der Herrscher der Zahlen, sondern der Herrscher der gesamten Mathematik. Zusätzlich hat er noch viele weitere Eigenschaften, welche über die bisher bekannte Mathematik hinausgehen. Das sind vor allem seine Eigenschaften in Bezug auf Bewusstsein und Glückseligkeit. Dafür fehlt ein entsprechender Formalismus in der heutigen Mathematik.

Das lässt sich ändern. Bewusstsein und Glückseligkeit sind der innere Antrieb für die Erschaffung von allem. Sie waren auch meine Motivation für das nächste Kapitel. Darin werde ich Bewusstsein mit mathematischer Präzision erklären.

---

52 Abgesehen von wenigen Ausnahmen, die dann vielleicht noch zusätzlich andere Axiome benötigen.

8. Bewusstsein

Von der Mythologie zur Mengenlehre

Im letzten Kapitel konnte ich zeigen, dass die Eigenschaften von Gaṇeśa weit mehr als nur ausschmückende Lobpreisungen in einem mythologischen Kontext sind. Die vedische Literatur kann schon sehr bildlich und beeindruckend sein. Das hat den Vorteil, dass man sich viele Dinge leichter merken kann. Es ist aber nicht die Haupteigenschaft von Gaṇeśa, dass er einen Elefantenkopf hat. Damit werden seine eigentlichen Fähigkeiten noch nicht ausreichend beschrieben.

Der Name Gaṇeśa bedeutet nicht nur die Herrschaft über die Zahlen, sondern auch die Herrschaft über die gesamte Mathematik. Wenn also die Experten des Jyotiṣa, die vedischen Astrologen, am Anfang einer Beratung gerne Gaṇeśa um seine Hilfe bitten, dann ist es nicht nur deswegen, weil er die Zahlen beherrscht, sondern weil er auch die gesamte Mathematik beherrscht. Über die Mathematik beherrscht Gaṇeśa die Naturgesetze, einschließlich der Himmelskörper und ihrer Auswirkungen. So gelingt es den vedischen Astrologen besser, richtige Berechnungen anzustellen und das Wirken der Naturgesetze korrekt vorherzusagen.

Damit erkennen sie die Präzision im Wirken der Naturgesetze und diese Präzision ist eine Haupteigenschaft der Mathematik. Die Natur wird eben nicht vom Zufall regiert, wie uns das viele Physiker mit ihrem halbverdauten Verständnis der Quantenphysik erklären möchten. Es gibt da eine grundlegendere Ordnung, die nur vorübergehend durch den Quantenzufall verhüllt ist. Wenn wir durch diesen Schleier des Zufalls beim Messvorgang hindurchschauen, sehen wir wieder die mathematische Präzision, mit der das gesamte Universum organisiert ist.

Diese Präzision beginnt mit der Mengenlehre, welche auf den Eigenschaften von Gaṇeśa aufbaut. Aus der Mengenlehre lassen sich alle Bewusstseinszustände erklären. Das ist das Thema dieses Kapitels.

Von der Physik zum Bewusstsein

Um das Universum besser zu verstehen, müssen wir zunächst einmal Bewusstsein besser verstehen. Warum ist das notwendig? Ist Bewusstsein nicht eine Folge des Funktionierens eines Gehirns, welches erst aus Materie und Energie unseres Universums entstanden ist? Die grundlegende Frage, die sich hier stellt, ist die nach der ersten Ursache. Ist Bewusstsein die Ursache für das Universum oder ist das Universum die Ursache für Bewusstsein?[53]

Es ist sicherlich schwer zu erklären, wie ein Mensch mit seinem menschlichen Bewusstsein das Universum geschaffen hätte. Das wäre zu primitiv gedacht. Religionen, die so etwas behaupten, begehen einen ganz naiven Denkfehler. Wie soll jemand, der erst später gekommen ist, etwas geschaffen haben, was schon viel früher da war? Das kann nur dann stimmen, wenn sein eigentliches Sein kein vergängliches, menschliches, sondern vielmehr ein ewiges Sein ist.

Auf der anderen Seite ist es aber auch schwer verständlich, dass es nur Zufall gewesen sein soll, dass unser spezielles Universum aus dem Nichts entstand. Dieser Zufall wäre nämlich außerordentlich selten. Die Wahrscheinlichkeit, dass alle Naturkonstanten zufällig so entstanden sind, wie wir sie messen können, ist sehr, sehr klein. Physiker, die die größten Entfernungen im Universum und auch die kleinsten in der Quantenwelt berechnet haben, beziffern diese Wahrscheinlichkeit auf 1 zu 10^{100}. Das würde aber bedeuten, dass es unter 10^{100} Universen nur eines gäbe, in dem ein Leben wie unseres möglich wäre.[54]

Solche seltenen Zufälle als Erklärung für die Ursache unseres Universums in Betracht zu ziehen, ist schon fast etwas verrückt und es ist leider zu einer Art Wissenschaftsdogma geworden. Wenn man etwas nicht genauer erklären kann, behauptet man einfach, es sei Zufall.[55] Das ist nicht viel besser als das mechanistische Weltbild aus der Zeit vor der Entdeckung der Quantenphysik, in welchem man alles als die Zusammenstöße von Materieteilchen erklären wollte. Wer schon einmal Billiard oder Snooker gespielt hat, weiß wie sich das Gesamtbild aller Kugeln zu jedem Zeitpunkt durch kleinste, scheinbar zufällige Abweichungen total verändern kann.

---

[53] Der Philosoph David Chalmers nannte es 1995 das ‚Harte Problem des Bewusstseins'.

[54] 10^{100} ist eine Zahl bestehend aus einer 1 mit hundert nachfolgenden Nullen.

[55] Zu diesen zufälligen Theorien zähle ich auch die Multiversum Theorien, bei denen es ein Multiversum mit 10^{100} unterschiedlichen Varianten geben soll und wir zufällig in der Variante leben, in der das Leben entstanden sein kann.

Beide diese Weltbilder, das zufällige und das mechanistische, sind nicht viel mehr als Spekulationen, vermutlich von Menschen, welche die fundamentale Rolle des Bewusstseins unbedingt ablehnen wollen. Dabei sollte man aufpassen, dass man nicht wieder in eine andere Art von Glaubenssystem verfällt, nämlich den Glauben, dass Bewusstsein nicht fundamental sein darf. Ein Physiker, der alles rein objektiv erklären möchte, stößt hier an seine Grenzen. Das darf er dann auch ehrlich zugeben.

Wir werden in diesem Kapitel sehen, wie sich Bewusstsein sehr exakt aus der Mathematik der Mengenlehre ableiten lässt. Diese neuen Erkenntnisse sollten es Physikern und anderen Naturwissenschaftlern einfacher machen, die grundlegende Rolle des Bewusstseins zu verstehen.[56]

Was ist Bewusstsein?

Die wesentliche Eigenschaft von Bewusstsein steckt schon in dem Wort Bewusstsein. Sie ist, bewusst zu sein. Diese Fähigkeit, bewusst zu sein, kann sich auf Gegenstände beziehen, muss es aber nicht. Bewusstsein kann sich auch seiner selbst bewusst sein.

Die mathematische Entsprechung des Bewusstseins ist die Mengenbildung. Mengen können symbolisch verschiedenartig dargestellt werden. Eine mögliche Symbolik ist es, um die Elemente der Menge geschweifte Klammern zu setzen. Die einfachste Menge stellen wir dann als { } dar. Sie ist die Menge, die keine Elemente enthält. Sie heißt auch die leere Menge.

Die leere Menge entspricht dann der einfachsten Form des Bewusstseins. Sie ist nur der Bewusstwerdungsprozess allein. Sie hat keine Elemente. Das bedeutet, sie bezieht sich auf nichts anderes als auf sich selbst.

Im Unendlichkeitsaxiom der Mengenlehre[57] setzt sich nun dieser Prozess der Bewusstwerdung unendlich weit fort. Das bedeutet, unendlich große Mengen können entstehen, indem sie mit der leeren Menge begin-

---

[56] Die mathematische Definition höherer Bewusstseinszustände durch Zahlensysteme habe ich zum ersten Mal im Jahr 2005 entdeckt und in einem englischsprachigen Kurs auf Youtube veröffentlicht. Siehe: https://www.youtube.com/playlist?list=PLUNBVQq1lxRJ4i1LkOHrm55rqyYBoXFBg

[57] Siehe dazu in der Tabelle mit der Liste der Axiome im vorherigen Kapitel in der Zeile 5 das Unendlichkeitsaxiom, welches dem Sanskritwort Paraṃ entspricht.

nen und immer weitere geschweifte Klammern um diese Menge herum gebildet werden. Das Schema sieht dann so aus:

0 { }

1 { { } }

2 { { }, { { } } }

...

Es lässt sich beliebig fortsetzen. Bei jedem weiteren Schritt werden alle vorherigen Mengen nochmals zwischen zwei geschweifte Klammern gesetzt und durch Kommas getrennt.

Mit dieser Symbolik lässt sich besonders gut erkennen, dass beliebig große Mengen aus nichts anderem als einem fortgesetzten Bewusstswerdungsvorgang entstehen können. Für jeden weiteren Schritt der Bewusstwerdung wird immer wieder ein weiteres Klammernpaar außen hinzugefügt. Das ist die Grundeigenschaft von Bewusstsein, sich immer wieder neu bewusst zu werden. Diese Eigenschaft hat kein Ende.

Bewusstsein bedeutet, bewusst zu sein. Dabei ist das einfachste ein Bewusstsein, welches nur sich seiner selbst bewusst ist. In der vedischen Wissenschaft heißt dieses Bewusstsein Puruṣa. Es ist das Bewusstsein, welches keine Objekte hat. Es bezieht sich nur auf sich selbst und auf nichts anderes.

Mathematisch können wir es mit der leeren Menge, also mit { } symbolisieren. Die Menge, die keine Elemente enthält, entspricht dem Bewusstsein, das keine Objekte hat.

Das andere Extrem ist ein Bewusstsein, welches alles umfasst. Es ist die höchste Unendlichkeit. Es heißt Brahman. Man kann es als die Menge aller Mengen beschreiben.

Die Unendlichkeit des Bewusstseins

Mathematiker haben mit diesem Begriff der Menge aller Mengen ein gewisses Problem, weil sie das nicht mehr als Menge begreifen wollen. Das Problem kommt daher, dass die Menge aller Mengen auch sich selbst als ein Element enthalten muss. Sie ist selbst eine Menge, daher muss sie sich selbst enthalten, damit sie wirklich die Menge aller Mengen ist. Damit wird sie aber eine andere, eine größere Menge. Diese größere Menge muss die

Menge aller Mengen aber auch wieder als ein Element enthalten. Dieses Spiel setzt sich dann unendlich fort.

Um dieses größte Etwas noch irgendwie zu begreifen, nennen Mathematiker es dann lieber die Klasse aller Mengen. Damit wird der Mengenbildungsvorgang abgeschlossen und die höchste Unendlichkeit wird eine Klasse genannt.

Das müssen wir aber nicht so sehen. Wenn wir tief in die vedische Wissenschaft eintauchen, kommen wir immer wieder zu Aussagen, dass das höchste Bewusstsein niemals abgeschlossen ist. So sagt die Kena Upaniṣad im Teil 2, Vers 1:

यदि मन्यसे सुवेदेति दहरमेवापि

नूनं त्वं वेत्थ ब्रह्मणो रूपम् ।

yadi manyase suvedeti daharamevāpi

nūnaṁ tvaṁ vettha brahmaṇo rūpam /

2.1 Wenn du denkst "Ich kenne Das gut," dann kennst du sicherlich nur wenig über die Gestalt des Brahman.

Wer also denkt, das Brahman, das heißt die Menge aller Mengen, gut zu kennen, kennt nur wenig davon. Der Fehler besteht darin, dass ein vom Brahman abgetrenntes Ich-Bewusstsein versucht, Brahman zu kennen.

Das ist die gleiche Art von Fehler, die Mathematiker machen, wenn sie versuchen, die Menge aller Mengen klar zu definieren. Sie versuchen, diese als etwas Abgeschlossenes von außen zu betrachten und kommen dann zu dem Schluss, dass dies keine Menge mehr sein könne, weil sie nicht abgeschlossen ist. Als Menge würde sie niemals aufhören und wäre somit von einem äußeren Beobachter nicht mehr zu begreifen.

Die Menge aller Mengen muss immer auch sich selbst enthalten und hört daher niemals auf. Sie ist nicht so sehr ein begreifbares Etwas, also kein Objekt, sondern vielmehr ein unendlicher Vorgang der Bewusstwerdung. Sie ist ein unendlicher dynamischer Prozess der Selbsterkenntnis und nicht nur ein abgrenzbares Objekt.

Wenn wir einmal die Menge aller Mengen gebildet haben, ist dies eine weitere Menge. Diese Menge muss dann auch noch in der Menge aller Mengen enthalten sein. Somit setzt sich dieser Vorgang der Mengenbildung immer weiter fort. Das endet nicht in einer festen, größten Unendlichkeit, sondern es wird unendlich größer, ohne Ende. Weil das den meisten Mathematikern dann unheimlich wurde, nannten sie dieses Unfassbare lieber die Klasse aller Mengen. Beim Begriff der Klasse gelten weniger strikte Regeln als beim Begriff der Menge. Mit diesem Kunstgriff gelang es Mathematikern, die Klasse aller Mengen wieder zu einem Objekt der Erkenntnis zu machen.

Diesen Vorgang, die Menge aller Mengen von einem getrennten Standpunkt aus erfassen zu wollen, beschreibt die Kena Upaniṣad gerade eben in dem kurzen Satz: *Wenn du denkst "Ich kenne Das gut".* Der getrennte Standpunkt ist in den Wörtern *du* und *ich* enthalten. Die Kena Upaniṣad kommt zu dem Schluss, dass die unendliche Ganzheit eben nicht von einem getrennten Standpunkt aus erfassbar ist und sagt daher: *Dann kennst du sicherlich nur wenig über die Gestalt des Brahman.*

Daher bevorzuge ich, die Mathematik so zu gestalten, dass eine Menge aller Mengen zulässig ist.[58] Das führt dazu, dass diese unendlichste aller Unendlichkeiten niemals abgeschlossen sein wird[59] und dass sie niemals von einem getrennten Standpunkt aus erfasst werden kann. Sie umfasst vielmehr alle Standpunkte, so dass es nichts außerhalb von ihr gibt. Weil Brahman ungeteilt ist, kann es keinen Standpunkt außerhalb von Brahman geben, denn das wäre ja bereits eine Teilung.

Passend dazu sagt die Muṇḍaka Upaniṣad im Vers 3.2.8:

यथा नद्यः स्यन्दमानाः समुद्रेऽ

स्तं गच्छन्ति नामरूपे विहाय ।

तथा विद्वान् नामरूपाद्विमुक्तः

परात्परं पुरुषमुपैति दिव्यम् ॥८ ॥

---

[58] Die Meinungen von Mathematikern zu diesem Thema sind zweigeteilt. Eine Fraktion erledigt das Thema, indem sie die Menge aller Mengen verbietet. Das ist dann im Fundierungsaxiom so festgelegt. Die andere Fraktion würde lieber die Grundlagen der Logik verändern. Beide diese Fraktionen halten damit aber immer noch an einer getrennten Beobachterrolle fest. Hier möchte ich für einen dritten Weg plädieren, welcher auch mathematisch die Nicht-Zweiheit zulässt.

[59] Bereits der Begründer der Mengenlehre, Georg Cantor ist zur Erkenntnis gelangt, dass es unendlich viele höhere Unendlichkeiten geben muss.

yathā nadyaḥ syandamānāḥ samudre'
staṁ gacchanti nāmarūpe vihāya
tathā vidvān nāmarūpādvimuktaḥ
parātparaṁ puruṣamupaiti divyam

3.2.8 So wie fließende Flüsse, die in den Ozean münden, ungeachtet ihrer Namen und Formen nach Hause kommen, so erreichen die Weisen, von Namen und Formen befreit, die wunderbare, unendliche Unendlichkeit des Puruṣa.

Das erreichen wir mit der Mengenlehre. Es ist eine Methode, die Grundlagen des Bewusstseins *von Namen und Formen befreit,* zu erforschen. Welchen Namen man einer Menge gibt, ist unbedeutend. Wesentlich ist nur, welche Elemente sie enthält. Auch die Form ist unbedeutend. Eine Menge kann in vielfältiger Weise dargestellt werden. Sie bleibt immer dieselbe Menge, egal ob die Elemente als eine Liste dargestellt werden oder als Grafik oder als Speicherinhalte in einem Computer. Es bleibt immer dieselbe Menge. Namen und Formen einer Menge werden mit dieser Sichtweise unbedeutend. So betrachten wir also den *Ozean* des gesamten Wissens, anstelle der Namen und Formen vieler getrennter *Flüsse* des Wissens.[60]

Alle Weisen, auch Mathematiker, täten gut daran, die *wunderbare, höchste Unendlichkeit des Puruṣa zu erreichen.* Sie zeigt sich als *Puruṣa* (die leere Menge) und als seine *unendliche Unendlichkeit* (die Menge aller Mengen). Auf der letzten Zeile kommt *para* im Wort *parātparaṁ* zweimal vor. Wörtlich übersetzt ist es die von der Unendlichkeit stammende Unendlichkeit. Jede Unendlichkeit erzeugt durch ihre Fülle[61] eine noch höhere Unendlichkeit. Diese unendlich fortgesetzte Unendlichkeit des *Puruṣa* heißt auch Brahman.

---

[60] Siehe dazu auch im Kapitel 2 die Erklärung der verschiedenen Sprachen. Auf die Namen, das heißt auf die Sprachen, kommt es nicht so genau an. Sie sind nur unsere Reisefahrzeuge und sie müssen lediglich funktionieren. Wichtiger hingegen ist das Ziel unserer Reise, der Ozean des gesamten Wissens.

[61] Fülle ist Pūrṇam und entspricht dem mathematischen Axiom der Potenzmenge. Aus der abzählbaren Unendlichkeit entsteht durch ihre Potenzmenge die nächsthöhere Unendlichkeit, das Kontinuum. Die Potenzmenge kann ewig weiter angewendet werden und erzeugt dabei unendlich viele größere Unendlichkeiten.

Die Muṇḍaka Upaniṣad sagt dann weiter im Vers 3.2.9:

स यो ह वै तत् परमं ब्रह्म वेद

ब्रह्मैव भवति नास्याब्रह्मवित्कुले भवति ।

तरति शोकं तरति पाप्मानं

गुहाग्रन्थिभ्यो विमुक्तोऽमृतो भवति ॥९ ॥

sa yo ha vai tat paramaṃ brahma veda

brahmaiva bhavati nāsyābrahmavitkule bhavati

tarati śokaṃ tarati pāpmānaṃ

guhāgranthibhyo vimukto'mṛto bhavati

3.2.9 Derjenige, der dieses unendliche Brahman so kennt, ist wirklich Brahman. In seiner Familie wird niemand geboren, der Brahman nicht kennt. Er überschreitet Schmerz, überschreitet Unglück und befreit vom Knoten des Herzens wird er unsterblich.

Es ist also nur Brahman, was Brahman kennt. Kein außenstehender Betrachter kennt Brahman. Daher bleibt es bei der Menge aller Mengen. Sie muss nicht als eine Klasse betrachtet werden, nur um den Bewusstseinsvorgang abzuschließen. Die Menge aller Mengen bleibt unendlich dynamisch, weil sie immer wieder sich selbst enthält.

Das führt dazu, dass daraus keine abweichenden Standpunkte entstehen, denn Brahman enthält bereits alles. Somit *wird in seiner Familie niemand geboren, der das Brahman nicht kennt.*

Befreit vom Knoten des Herzens, also von dieser Last, die Welt aus der abgetrennten Sicht des Ich-Standpunkts zu sehen, *wird er unsterblich.* Das ist die Konsequenz aus dem niemals abgeschlossenen Bewusstwerdungsvorgang der Menge aller Mengen, die immer wieder sich selbst enthält. Wer das erkennt, wird unsterblich. Sein Leben wird nicht beendet.

Bewusstseinszustände

Zwischen der absoluten Leere, also der leeren Menge und der größten Unendlichkeit, also der Menge aller Mengen, lassen sich mehrere Abstufungen bilden. Diese Stufen sind die Bewusstseinszustände.

Die verschiedenen Bewusstseinszustände möchte ich nun mit der Sprache der Mathematik beschreiben. Der Vorteil dieser Sprache liegt darin, dass sie auf alles anwendbar ist. Damit kann man Bewusstseinszustände beschreiben in Menschen, Tieren, Pflanzen, im Herrscher unendlich vieler Universen, im Schöpfer unseres Universums, in galaktischen Zivilisationen und allen Lebewesen, die es in unserem Universum gibt.

Mit der Sprache der Mengenlehre wird diese Beschreibung der Bewusstseinszustände einheitlich. Wir betrachten sie einheitlich aus der Sicht des Ozeans allen Wissens, statt einzelner Flüsse des Wissens.

Wir brauchen uns dann nicht über die speziellen Namen und Formen zu streiten. Es muss dann keine Religionskriege mehr geben, nicht mehr dieses kindische Gezänk darüber, was der richtige Name für den Höchsten sein soll, wie er aussieht, was er kann, ob er männlich, ob sie weiblich oder ob es neutral sein soll. All diese Kindereien dürfen wir jetzt wirklich hinter uns lassen. Stattdessen beschäftigen wir uns lieber mit den wesentlichen Erkenntnissen.

Endlich und unendlich

Die wichtigste Unterscheidung ist es, die Mengen in endliche und unendliche einzuteilen. Endliche Mengen sind noch vollständig darstellbar, das heißt jedes Element der Menge kann aufgezeigt werden. Unendliche Mengen können hingegen nicht mehr vollständig dargestellt werden. Alle Zeit des Universums würde nicht ausreichen, um alle Elemente einer unendlichen Menge darzustellen.[62]

Alle unendlichen Mengen können daher nur abstrakt erfasst werden. Es gibt also nur abstrakte Beschreibungen solcher Mengen, niemals die Darstellung aller ihrer Elemente.

Eine einfache unendliche Menge ist die Menge der natürlichen Zahlen. Sie beginnt mit 0, 1, 2, 3, 4, 5, ... Die drei Punkte bedeuten „und so weiter." Sie symbolisieren den Abstraktionsprozess, der zur unendlichen Menge

[62] Genauer betrachtet gibt es schon auch endliche Mengen, die wir praktisch nicht mehr darstellen, sondern nur noch beschreiben können, weil niemand soviel Zeit hätte, diese endlichen Mengen noch vollständig darzustellen. Sie sind aber dennoch endlich, weil sie ein letztes Element enthalten. Unendliche Mengen hingegen haben kein letztes Element mehr.

führt. Die Menge der natürlichen Zahlen ist unendlich lang. Sie hört niemals auf. Sie ist die erste Art unendlicher Mengen. Sie heißt auch eine abzählbare Unendlichkeit.[63]

Die Besonderheit der abzählbaren Unendlichkeit ist, dass zwischen zwei beliebig ausgewählten Elementen immer eine endliche Anzahl weiterer Elemente liegt. Zum Beispiel liegen zwischen 1 und 5 genau 3 weitere Elemente, nämlich die 2, die 3 und die 4. Zwischen 1 und 2 liegen 0 weitere Elemente. Auch das ist eine endliche Zahl.

Was wir jetzt gemacht haben, ist den Abstand zwischen zwei Elementen einer geordneten Menge zu ermitteln. Die natürlichen Zahlen sind geordnet, weil sie aufeinander folgen.[64] Der Abstand zwischen beliebigen zwei Elementen der natürlichen Zahlen ist immer eine endliche natürliche Zahl. Dabei entnehmen wir aus der unendlichen Menge aller natürlichen Zahlen eine endliche Menge, nämlich genau diesen einen Abstand. Es ist also möglich, aus einer unendlichen Menge eine endliche Menge zu erzeugen. Aus der größeren Menge kann eine kleinere Menge entstehen.

Mächtigkeiten der Unendlichkeit

Ist es auch möglich, aus einer kleineren Menge eine größere Menge zu erzeugen? Ja, das geht, aber zunächst müssen wir uns dazu einen klareren Begriff für die Größe einer Menge machen, der sowohl endliche als auch unendliche Mengen beschreiben kann. In der Mathematik heißt das die Mächtigkeit einer Menge.

Bei endlichen Mengen ist die Mächtigkeit ganz einfach zu ermitteln. Sie ist die natürliche Zahl, welche die Anzahl der Elemente der Menge beschreibt. Die leere Menge { } hat die Mächtigkeit Null. Sie enthält keine Elemente. Die Eins wird so geschrieben: { { } }. Sie hat die Mächtigkeit Eins, denn sie enthält ein Element. Sie enthält nur die Null, also die { }. So entstehen alle natürlichen Zahlen aus der Null.[65]

---

[63] In der Mathematik bezeichnet man eine abzählbare Unendlichkeit mit dem hebräischen Buchstaben Aleph und dem Index Null. Die natürlichen Zahlen haben also die Mächtigkeit von $\aleph_0$.

[64] Mathematisch heißen sie wohlgeordnet.

[65] Die natürlichen Zahlen entstehen durch Anwendung des Unendlichkeitsaxioms.

Man kann es auch so schreiben:

$\emptyset = \{\ \}$;

$1 = \{\ \emptyset\ \}$;

$2 = \{\ \emptyset, 1\ \}$;

$3 = \{\ \emptyset, 1, 2\ \}$;

...

Das lässt sich beliebig fortsetzen. Niemand kann alle natürlichen Zahlen aufschreiben. Daher benutzen wir wieder den Abstraktionsprozess, den wir als drei Punkte schreiben, um zur Unendlichkeit zu gelangen. Die Mächtigkeit aller natürlichen Zahlen bekommt dann einen neuen Namen und der wird Aleph Null gesprochen und $\aleph_0$ geschrieben.[66]

Jede Menge mit der gleichen Mächtigkeit wie die natürlichen Zahlen, hat die Mächtigkeit $\aleph_0$. Sie heißt auch die abzählbare Unendlichkeit. Das ist etwas irreführend, weil niemand alle natürlichen Zahlen abzählen kann. Gemeint ist damit, dass durch einen Abzählprozess jeweils die nächste natürliche Zahl erreicht wird. Dieses Abzählen kann aber niemand beenden. Vorher würde das Universum aufhören zu existieren. Aber zum Universum kommen wir noch später. Jetzt sind wir noch bei den Grundlagen, die ein Universum überhaupt erst ermöglichen.

Es gibt auch noch höhere, größere, mächtigere Unendlichkeiten als $\aleph_0$. Diese werden dann durchnummeriert und geschrieben als $\aleph_1, \aleph_2, \aleph_3, \ldots$ Dabei gibt es keine Obergrenze. Es existieren also unendlich viele höhere Unendlichkeiten.

$\aleph_1$ ist die zweite Unendlichkeit. Sie heißt auch das Kontinuum und ist mächtiger als $\aleph_0$, die abzählbare Unendlichkeit. $\aleph_1$ ist die Mächtigkeit der reellen Zahlen. Die reellen Zahlen sind Zahlen, die man sich mit unendlich vielen Ziffern nach dem Dezimalkomma vorstellen kann.

Die unendlich große Menge aller reellen Zahlen wird auch mit dem Symbol $\mathbb{R}$ dargestellt. R steht für reell und die Doppellinien sollen die Menge symbolisieren. Diese Menge $\mathbb{R}$ hat die Mächtigkeit des Kontinuums. Sie ist die zweite Unendlichkeit.

---

[66] Aleph ist der erste Buchstabe des hebräischen Alphabets.

Zuerst kommt jedoch die Unendlichkeit von $\aleph_0$. Das ist die abzählbare Unendlichkeit. Abzählbar sind die natürlichen Zahlen. Wir lassen sie mit Null beginnen. Es ist also die Folge 0, 1, 2, 3, ... Diese sind abzählbar, in dem Sinne, dass man mit dem Zählen immer weiter machen kann, solange bis es langweilig wird. Niemand kann alle abzählbaren Zahlen zu Ende zählen. Die natürlichen Zahlen haben das Symbol ℕ. Dabei steht das N für natürlich und die Doppellinie wieder für die unendliche Menge.

Abzählbar sind aber auch die ganzen Zahlen. Dabei kommen zu der Null und den positiven Zahlen noch die negativen Zahlen hinzu. Sie haben das Symbol ℤ für Z, wie Zahlen. Es ist die unendliche Menge aller positiven und negativen ganzen Zahlen und der Null. Warum sind sie auch abzählbar? Ganz einfach, weil man sie abzählbar arrangieren kann. Wir zählen also nicht 0, 1, 2, 3, ... bis plus unendlich und dann -1, -2, -3, ... bis minus unendlich. Damit kämen wir nie zu den negativen Zahlen, denn plus unendlich kann niemand durch Zählen erreichen.

Stattdessen arrangieren wir die ganzen Zahlen einfach um und zählen so: 0, 1, -1, 2, -2, 3, -3, ... Auf diese Weise sind die ganzen Zahlen auch abzählbar. Das heißt, sie haben ebenfalls die Mächtigkeit $\aleph_0$, genauso wie die natürlichen Zahlen. Es erscheint zunächst etwas verblüffend, dass die ganzen Zahlen die gleiche Mächtigkeit, wie die natürlichen Zahlen haben sollen. Sind es nicht doppelt so viele?

Hier beginnt die Magie in der Mathematik der Unendlichkeit. Die Menge ℕ der natürlichen Zahlen und die Menge ℤ der ganzen Zahlen sind gleich mächtig im Sinne von gleich groß. Dieses Thema werden wir später noch genauer betrachten. Auch die vedische Wissenschaft bestätigt diese Tatsache und leitet daraus einige überraschende Erkenntnisse ab. Daraus entsteht die Zahlenmagie.[67]

Ebenfalls gleich mächtig ist die nächste Zahlenmenge. Das sind die rationalen Zahlen. Sie werden durch einen Bruch gebildet. So ist zum Beispiel ½ eine rationale Zahl. Der Bruch heißt auch Quotient. Davon stammt das Symbol ℚ für die rationalen Zahlen. Auch hier ist es wieder verblüffend, dass sie eine abzählbare unendliche Menge sind. Das bedeutet, dass sie auch wieder die gleiche Mächtigkeit von $\aleph_0$ besitzen.

---

[67] Zahlenmagie ist ein Thema in Göttliche Magie Band 2.

Grafisch können wir die vier betrachteten Zahlenmengen so darstellen:

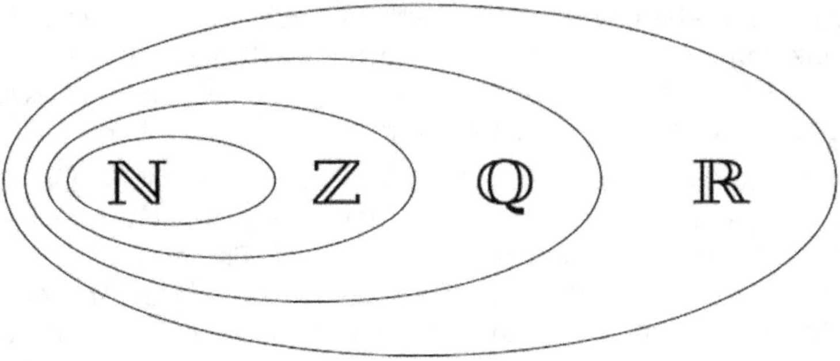

Es bedeutet, dass alle natürlichen Zahlen in den ganzen Zahlen enthalten sind. ℕ ist eine Untermenge von ℤ. Das ist klar, denn zu den natürlichen Zahlen, also den positiven Zahlen mit der Null, kommen nur noch die negativen Zahlen hinzu, um die ganzen Zahlen zu bilden. Somit sind alle positiven Zahlen auch in dieser größeren Menge ℤ enthalten. Ebenso ist ℤ in ℚ enthalten, also jede ganze Zahl ist auch eine rationale Zahl. Ebenso ist ℚ in ℝ enthalten, das heißt jede rationale Zahl ist auch eine reelle Zahl.

Mit den Grundlagen der Mathematik lässt sich nun ein exaktes Verständnis für alle Bewusstseinszustände entwickeln. Zur Schöpfung des Universums und zur Physik kommen wir später, aber hier entwickeln wir erst einmal die Grundlagen dafür. Jeder schöpferische Vorgang hat nämlich Bewusstsein als seine Grundlage. Also beschäftigen wir uns zunächst mit den Bewusstseinszuständen.

1. Schlafbewusstsein

Der erste Bewusstseinszustand ist der Schlaf. Er ist ein ganz einfacher Denkprozess mit einem Gedanken der Nichtexistenz. Patañjali hat das in seinem Yogasūtra 1.10 so beschrieben:

अभावप्रत्ययाअलम्बना वृत्तिर्निद्र

abhāva-pratyaya-ālambanā vṛttir-nidra

1.10. Tiefschlaf ist der Denkvorgang, der auf dem Gedanken der Nichtexistenz beruht.

Dieser Gedanke der Nichtexistenz bezieht sich auf alles. Er ist ein vorübergehendes Vergessen von allem. Das geschieht immer noch mit einem Bewusstsein, aber eben einem Bewusstsein, welches sich nur mit der Nichtexistenz von allem beschäftigt. Insofern enthält das Bewusstsein des Schlafs einen gewissen Widerspruch. Auf der einen Seite ist da Bewusstsein, auf der anderen Seite die Nichtexistenz.

Der entsprechende Vorgang in der Mathematik der Mengenlehre ist ebenfalls ein logischer Widerspruch. Dieser Widerspruch hat etwas komplizierte Namen, obwohl er eigentlich einfach ist. Er heißt nach seinem Entdecker das Paradox von Russell oder auch die Russelsche Antimonie.[68] Bertrand Russell versuchte, die Menge aller Mengen in den Griff zu bekommen. Er war sich bewusst, dass sie sich immer wieder selbst enthalten musste und daher niemals aufhören würde. Die Menge aller Mengen war nicht abgeschlossen und konnte daher nicht als ein Objekt betrachtet werden. Also hat Russell folgende Definition untersucht: „Die Menge aller Mengen, die sich nicht selbst als Element enthalten." Damit wollte er die Menge aller Mengen zu einem Objekt machen. Das gelang aber nicht, weil die Definition zu einem Widerspruch führt.

Der Widerspruch besteht darin, dass sich diese Menge gleichzeitig selbst enthält, als auch sich nicht selbst enthält. Diese Menge pendelt also immer hin und her zwischen dem ‚Sich-Selbst-Enthalten' und dem Gegenteil davon. Das hielt Russell nicht für sinnvoll und so wurde die Mengenlehre umgestaltet, damit eine solche Art von Menge nicht mehr vorkommen konnte.[69]

Der Witz ist aber, dass wir ein solches Bewusstsein kennen. Es ist weder bewusst noch nicht bewusst. Genau das ist eben der Tiefschlaf, ein Bewusstsein der Nichtexistenz. So wie es nicht gelungen ist, bei der Menge aller Mengen, diese Menge von sich selbst auszuschließen, so kommen wir

---

[68] Die Russellsche Antimonie wurde von Bertrand Russell im Jahr 1901 entdeckt und 1903 erstmals veröffentlicht.

[69] Die frühere Mengenlehre nannte man dann *naive Mengenlehre*. Was jetzt wirklich naiv ist und was nicht, darüber lässt sich noch trefflich streiten. Mir kommt es so vor, dass vielmehr mit der Einführung der Klasse aller Mengen ein naiver Versuch unternommen wurde, die Menge aller Mengen zu einem abgeschlossenen Objekt zu machen. Hier hat wieder einmal der menschliche Verstand versucht, die unendliche Intelligenz zu überlisten.

bei dem Gedanken der Nichtexistenz auch niemals zu einem klaren Ergebnis. Dieses Hin- und Herpendeln zwischen Existenz und Nichtexistenz können wir stundenlang ausführen und wir nennen es einen erholsamen Tiefschlaf.

2. Traumbewusstsein

Ein weiterer Versuch, die Menge aller Mengen in den Griff zu bekommen wurde zur heute anerkannten Mathematik.[70] Eine Menge ist sehr strikt definiert, das heißt, sie muss immer den mathematischen Grundaxiomen folgen, die ich ja bereits in den Eigenschaften von Gaṇeśa[71] entdeckt habe. Mit diesen Axiomen (außer dem Fundierungsaxiom) war es nicht möglich, eine Menge aller Mengen als Objekt zu definieren. Das heißt, die Menge aller Mengen war niemals endgültig abgeschlossen, sondern blieb immer ein unendlich dynamischer Vorgang hin zu immer höheren Unendlichkeiten.

Um dieser unendlichen Dynamik ein Ende zu setzen, haben die meisten Mathematiker zugestimmt, dass man nur von einer Klasse aller Mengen sprechen durfte. Dieses wurde als das sogenannte Fundierungsaxiom bezeichnet.[72] Es verhindert eine Menge aller Mengen.

Was ist nun eine Klasse in der Mathematik? Ganz einfach, es ist ein Zusammenschluss von Elementen, der nicht so strengen Regeln folgt, wie bei der Menge. Eine Klasse hat auch Elemente. Es reicht aber eine Beschreibung der Eigenschaften dieser Elemente aus, um die Klasse zu bilden. Die zehn Axiome für alle Mengen müssen bei einer Klasse dann nicht so genau beachtet werden.

Dieser Begriff der Klasse entspricht einem weiteren Bewusstseinszustand, nämlich dem Traumbewusstsein. Im Traum ist alles möglich. Bei den Traumerfahrungen sind auch Einzelheiten wahrnehmbar. Das entspricht den Elementen der Klasse. Diese einzelnen Erlebnisse haben auch gewisse Muster, welche sich immer wieder ändern können. Das entspricht

[70] Das heißt heute, im Jahr 2024 gilt das noch für die meisten Mathematiker.

[71] Siehe dazu die Tabelle dieser Eigenschaften im Abschnitt Gaṇeśa – der Herrscher der Mengen im Kapitel 7.

[72] Der Name Fundierungsaxiom stammt von Ernst Zermelo aus dem Jahr 1930. Erstmals benutzt wurde es aber schon 1925 durch John von Neumann.

den Eigenschaften, durch die eine Klasse definiert ist. Ansonsten ist aber im Traum alles möglich. Der Träumende kann sich in jeder beliebigen Situation erleben. Alles wird scheinbar möglich. Das entspricht der Klasse aller Mengen.

Die Klasse aller Mengen bleibt ein äußeres Objekt, das ein Mathematiker mit seinem Verstand betrachten kann. Entsprechend bleibt der Traum für den Träumenden auch ein Objekt seiner Erfahrung. Da ist also immer noch diese Unterscheidung zwischen dem Träumenden und dem Traum, welcher sich in einer phantastischen Traumwelt abspielt, die nur wenig mit der Welt des Wachbewusstseins zu tun hat.

3. Wachbewusstsein

Wachbewusstsein ist das Bewusstsein, das sich am ehesten an die bekannten Regeln der Mathematik hält. Mathematiker beschrieben die Welt der Zahlen und anderer mathematischer Objekte in ihrem Wachbewusstsein. Dabei legten sie Wert darauf, dass jede mathematische Menge als ein Objekt betrachtet wurde. Der Mathematiker war somit immer das Subjekt der Erkenntnis und die Menge war das Objekt der Erkenntnis.

Deswegen war es ihnen auch so wichtig, die Menge aller Mengen nicht zuzulassen, denn sie unterbricht diese Regel, alle mathematischen Mengen nur als Objekte einer Erkenntnis zuzulassen.[73] So hat man die Menge aller Mengen ausgeschlossen, denn sie würde die Subjektivität mit sich bringen.

Je öfter die Menge aller Mengen sich selbst enthält, desto mächtiger wird ihre Unendlichkeit und desto mehr ist sie nur durch subjektves Bewusstsein zu erfassen. Sie ist ja niemals abgeschlossen und eignet sich daher nicht als ein Objekt. Sie ist eine ewig ausufernde Unendlichkeit ohne Begrenzungen. Sie hat daher im Wachbewusstsein der meisten Mathematiker nichts zu suchen.

Das ist dann aber auch die eigentliche Einschränkung des Wachbewusstseins. Die Beschränkung auf Objekte begrenzt diesen Bewusstseinszustand. Es ist zwar schon eine Betrachtung der höchsten Unendlichkeit möglich, jedoch immer nur als ein Objekt der Erkenntnis. So bleibt die Unendlichkeit nur ein Symbol, mit dem man nach gewissen Regeln rechnen kann, das aber keine direkte Erfahrung darstellt.

---

[73] Diese Regel ist kein Axiom und schränkt die Mengenlehre unnötig ein.

Die mathematischen Zahlenmengen, mit denen sich das Wachbewusstsein beschreiben lässt, sind diejenigen mit einer abzählbaren Unendlichkeit, also der Mächtigkeit von $\aleph_0$. Dieses sind die natürlichen Zahlen $\mathbb{N}$, die ganzen Zahlen $\mathbb{Z}$ und die rationalen Zahlen $\mathbb{Q}$. Diese abzählbare Unendlichkeit hält jegliche Erfahrung von Unendlichkeit immer auf einer Distanz. Weit, weit weg gibt es eine Unendlichkeit, die niemand erreichen kann, weil niemand so viel Zeit hat, so lange zu zählen. Das ist das Wachbewusstsein. So bleibt die Unendlichkeit nur ein Symbol, das mit dem Leben im Wachbewusstsein nicht viel zu tun hat.

Das Wachbewusstsein ist eine Erfahrung scheinbar unendlicher Vielfalt, wobei aber noch das alles Verbindende fehlt. Es ist eine dauernde Suche nach Wahrheit und Glück, die in diesem Bewusstsein jedoch nie richtig erfüllt wird. Sat-Cit-Ānanda, das Ziel unserer Entdeckungsreise, liegt im Wachbewusstsein noch weit entfernt.

4. Reines Bewusstsein

Wie kommen wir nun weiter zu mehr Wahrheit und Glück? Ganz einfach, indem wir nicht nur Sat, die Realität, und Ānanda, das Glück, genau betrachten, sondern auch die dritte Qualität von Sat-Cit-Ānanda. Das ist Cit, das Bewusstsein.

> Was ist Bewusstsein eigentlich?
>
> Es ist reines Bewusstsein.

Reines Bewusstsein ist ein Bewusstsein ohne Beziehung zu irgendetwas anderem als Bewusstsein.

In der Mathematik wird Bewusstsein als der Mengenbildungsprozess dargestellt. Sobald ich um etwas herum eine Menge bilde, werde ich mir dieser Sache bewusst. Wenn ich zum Beispiel den Buchstaben A betrachte, dann ist {A} die Menge, welche A enthält. Damit geschieht mit dem Buchstaben A ein Bewusstwerdungsprozess. A wird zum Element der Menge.

Es ist ein sich Bewusstwerden einer Sache. Die Menge {A} drückt dann aus, dass ich mir des Elements A bewusst bin.

Was ist nun aber { }, die leere Menge, in dieser Sichtweise? Es ist einfach nur der Bewusstwerdungsprozess ohne irgendein Element. Es ist die symbolische Schreibweise für Bewusstsein, ohne dass es sich auf irgendetwas bezieht. Das ist das mathematische Symbol für reines Bewusstsein.

Reines Bewusstsein bedeutet nur Bewusstsein selbst. Es ist ein Bewusstsein, das sich auf nichts anderes bezieht. Es ist Bewusstsein ohne Vielfalt und ohne Dualität. Es ist das eine, ursprüngliche Bewusstsein. In der vedischen Wissenschaft hat es den Namen Puruṣa.

Reines Bewusstsein = Puruṣa

Das ist ein Bewusstsein ohne Qualitäten. Es entspricht der leeren Menge, der einzigen Menge, die keine Elemente enthält. Jede Menge, welche keine Elemente enthält, ist die eine leere Menge. Von der leeren Menge gibt es keine Varianten, denn eine Vielfalt von Varianten ließe sich ja nur mit verschiedenen Elementen beschreiben. Wie man die leere Menge nennt, ob man sie Null nennt, oder die Leere, oder was auch immer, spielt dabei keine Rolle.[74] Entscheidend ist, dass sie keine Elemente enthält.

All diese Qualitäten der leeren Menge, oder der Null, sind die Eigenschaften von Puruṣa. Es ist das Bewusstsein von Stille, von Nichts, jedoch immer noch Bewusstsein. Es ist nicht nur das Nichts, sondern das Bewusstsein von Nichts. Das ist reines Bewusstsein.

Reines Bewusstsein ist die Basis aller anderen, höheren Bewusstseinszustände, denn sie entstehen alle nur durch weitere Bewusstwerdungsvorgänge aus dem reinen Bewusstsein. Ebenso entstehen aus der Null alle endlichen Mengen und alle unendlichen Mengen. Aus der Null entsteht die Eins, dann die Zwei, usw., daraus die abzählbare Unendlichkeit, daraus das Kontinuum, daraus alle höheren Unendlichkeiten.

[74] Dass der Name der Menge keine Rolle spielt, wird im ersten Axiom der Mengenlehre, dem Extensionalitätsaxiom ausgedrückt. Entscheidend ist nur, welche Elemente sie besitzt. Bei der leeren Menge sind das eben keine Elemente. Das beschreibt sie besser als jeder Name.

5. Glücksbewusstsein

Was ist nun die nächste Stufe des Bewusstseins? Sie entspricht der nächsten, höheren Stufe der Unendlichkeit. Die vorherigen Stufen des Bewusstseins, nämlich Tiefschlaf, Traum, Wachbewusstsein und reines Bewusstsein kamen alle mit der ersten Stufe der Unendlichkeit aus. Das ist die abzählbare Unendlichkeit, dargestellt mit dem Symbol $\aleph_0$ (Aleph Null). Dazu gehören die natürlichen Zahlen $\mathbb{N}$, die ganzen Zahlen $\mathbb{Z}$, und die rationalen Zahlen $\mathbb{Q}$. Sie alle haben ihre Unendlichkeit am Ende eines unendlich langen Abzählvorgangs, den niemand im Universum jemals erreichen kann.

Mit dem Glücksbewusstsein kommt eine weitere Bewusstseinsstufe, bei der diese Unendlichkeit nicht mehr unendlich weit entfernt bleibt, sondern überall auftaucht. Diese höhere Bewusstseinsstufe wird durch die reellen Zahlen $\mathbb{R}$ repräsentiert. Reelle[75] Zahlen könnten nur durch unendlich viele Stellen hinter dem Dezimalkomma dargestellt werden.[76]

Damit treten zwischen jedes beliebige Paar von reellen Zahlen noch unendlich viele weitere reelle Zahlen. Die Unendlichkeit erscheint also an jeder Stelle. So gibt es zum Beispiel zwischen der 1 und der 2 noch unendlich viele weitere reelle Zahlen, nämlich die 1,1 und die 1,2 und die 1,3 usw. Dann aber auch die 1,11 die 1,12 die 1,13 usw. bis zur 1,9999999... Diese Art der Unendlichkeit ist nicht mehr abzählbar, denn wohin sollte man mit dem Abzählen überhaupt gelangen?

Selbst wenn zwei reelle Zahlen vor dem Dezimalkomma und bei einer Million Ziffern hinter dem Dezimalkomma identisch sind und erst bei der nächsten Dezimalziffer ein Unterschied auftaucht, so liegen zwischen ihnen doch noch unendlich viele weitere reelle Zahlen. Nach der millionsten Dezimalziffer kommen nämlich noch unendlich viele weitere Dezimalziffern und daher gibt es unendlich viele Möglichkeiten, wie sich diese bis zur millionsten Stelle gleichen Zahlen doch noch unterscheiden.

Wenn die Dezimalstellen niemals aufhören, gibt es zwischen zwei beliebigen Zahlen unendlich viele weitere Dezimalzahlen. Wenn man jede

---

[75] Sprich: Re-elle

[76] Was natürlich niemand aufschreiben könnte und auch kein Digitalcomputer speichern könnte, denn dazu wäre unendlich viel Speicher erforderlich und den gibt es in unserem begrenzten Universum nicht.

reelle Zahl als einen Punkt auf einer Zahlengeraden annimmt, dann verschwimmen alle diese Punkte zu einem Kontinuum. Daher bilden die reellen Zahlen das sogenannte Kontinuum.[77]

Im Kontinuum erscheint die Unendlichkeit an jeder Stelle, denn an jeder Stelle können wir unendlich tief ins Detail gehen und überall wieder unendlich viele Elemente entdecken. Egal wie nahe zwei reelle Zahlen beieinander liegen, zwischen ihnen gibt es immer noch unendlich viele weitere reelle Zahlen.

Es ist auch keine eindeutige, abzählbare Reihenfolge mehr auszumachen. Dieses Kontinuum ist nun die nächsthöhere Unendlichkeit. Sie ist überall unendlich. Die reellen Zahlen $\mathbb{R}$ repräsentieren das Kontinuum $\aleph_1$ (Aleph Eins). Es ist unendlich viel größer als die abzählbare Unendlichkeit $\aleph_0$ (Aleph Null).[78]

Woher kommt der Name Glücksbewusstsein? Glück ist etwas, was die Mathematik nicht mehr erfassen kann. Sie erfasst aber die Unendlichkeit des Kontinuums. Wo immer Cit, also Bewusstsein, unendlich wird, wird auch Ānanda, die Glückseligkeit, unendlich. Sat-Cit-Ānanda sind drei Qualitäten die nicht voneinander zu trennen sind.

Mit der Unendlichkeit von $\aleph_1$, dem Kontinuum, wird auch das Glück kontinuierlich. Es bleibt also ein dauerhaftes Glück. Im Kontinuum gibt es keine Sprünge. Dann gibt es auch keine Sprünge mehr im Glück. Es ist ein kontinuierliches, dauerhaftes, unendliches Glück. Daher bezeichne ich es als Glücksbewusstsein.

Was haben Zahlensysteme überhaupt mit höherem Bewusstsein zu tun? Sie sind eine gute Beschreibung aller Vorgänge im jeweiligen höheren Bewusstsein. Wenn wir höhere Bewusstseinszustände beschreiben möchten, kommt es nicht so sehr auf die Namen an, die wir ihnen geben, und auch nicht so sehr auf die verschiedenen Ausdrucksformen, also auf die einzelnen Erfahrungen dieser höheren Bewusstseinszustände. Vielmehr kommt es auf die Realität des jeweiligen Zustands an.

---

[77] Kontinuum ist der mathematische Fachausdruck für diese Unendlichkeit.

[78] Mathematisch entsteht das Kontinuum $\aleph_1$ durch die Bildung der Potenzmenge aus der abzählbaren Unendlichkeit $\aleph_0$. Die Potenzmenge führt immer zur nächsthöheren Unendlichkeit.

Genau das zeigt uns aber die Mathematik mit ihrer Mengenlehre auf. Die Namen und die Formen einer Menge spielen keine Rolle. Entscheidend ist, welche Elemente eine Menge enthält.

Damit beschreiben wir mit Hilfe der Mathematik die höheren Bewusstseinszustände im Sinne der oben erwähnten Stelle aus der Muṇḍaka Upaniṣad, Vers 3.2.8:

so erreichen die Weisen, von Namen und Formen befreit,

die wunderbare, höchste Unendlichkeit des Puruṣa.

Nicht die Namen und die Formen beschreiben das höhere Bewusstsein, sondern der Grad der Unendlichkeit, der in dem jeweiligen Bewusstseinszustand vorherrschend ist.

Im Glücksbewusstsein, dem fünften Bewusstseinszustand herrscht das Kontinuum vor. Das Glück ist kontinuierlich, das heißt es ist überall vorhanden und hört niemals auf.

6. Bewusstsein der Allwissenheit

Jetzt wenden wir uns wieder Sat, der Realität zu. Aus ihr entsteht Satya, die Wahrheit. Sat-Cit-Ānanda, unser höchstes Ziel, beginnt mit Sat, der Realität.[79] Diese Realität schließt alles in sich ein.

Wie können wir uns dieser höchsten Realität weiter nähern? Wie können wir näher an das erste Ziel unserer Reise kommen? Unser erstes Reiseziel ist, die Realität möglichst vollständig zu erkennen und unser zweites Reiseziel ist die Heimreise, um diese Erkenntnis hier auf der Erde zum Wohle aller anzuwenden.

Die perfekte Erkenntnis der Realität ist das Bewusstsein der Allwissenheit. Diese Allwissenheit ist eigentlich schon im Glücksbewusstsein enthalten. Allwissenheit bedeutet, Zugang zu allem Wissen zu haben. Das Wissen muss nicht jederzeit als Wissen vorhanden sein. Allwissenheit bedeutet nicht, einen riesigen Wissensspeicher anzufüllen. Es bedeutet vielmehr, dass jederzeit alles Wissen abgerufen werden kann. Das ist Allwissenheit.

---

[79] Die Begriffe Realität und Wirklichkeit benutzte ich synonym, also gleichbedeutend.

Um das Bewusstsein der Allwissenheit besser zu verstehen, nehmen wir wieder die Mathematik zur Hilfe. Im Kontinuum, was dem Glücksbewusstsein entspricht, lassen sich nämlich verschiedene Arten von Zahlen ausmachen. Das Kontinuum aller reellen Zahlen hat die Mächtigkeit von $\aleph_1$. Darin sind alle Zahlen mit der niedrigeren Mächtigkeit von $\aleph_0$ auch enthalten. Das bedeutet, die rationalen Zahlen $\mathbb{Q}$ sind eine Untermenge der reellen Zahlen $\mathbb{R}$. Hierzu noch einmal die Grafik der Zahlensysteme:

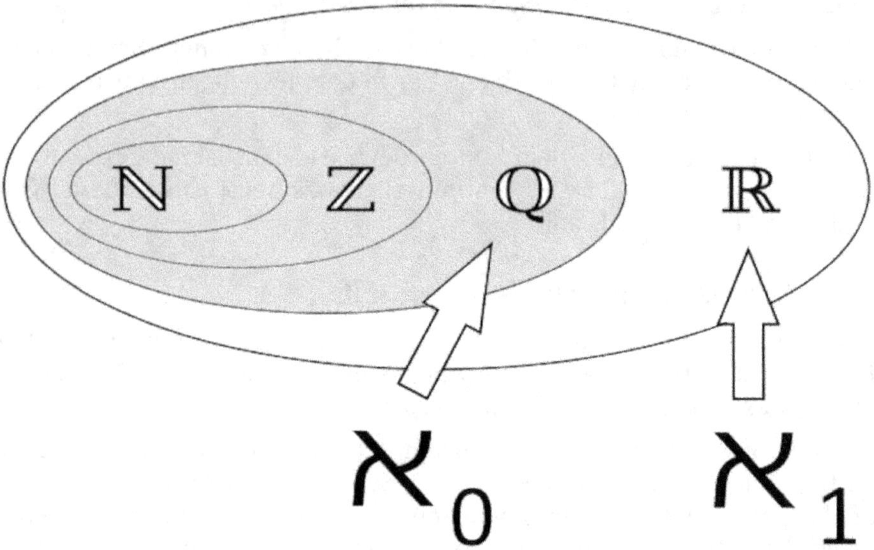

Was sind nun aber die reellen Zahlen, die nur im Kontinuum $\aleph_1$ enthalten sind (weißer Bereich), jedoch nicht in der abzählbaren Unendlichkeit $\aleph_0$ (grauer Bereich)? Sie haben einen neuen Namen. Sie heißen irrationale Zahlen. Das Wort ‚irrational' bedeutet hier nicht etwa unbegreiflich, sondern lediglich ‚nicht rational'. Sie sind also die Zahlen, die nicht in den rationalen Zahlen $\mathbb{Q}$ schon enthalten sind. In unserer Grafik oben entsprechen sie dem weißen Bereich in der Ellipse um $\mathbb{R}$.

Praktisch gesehen sind es all die Zahlen, die wirklich nur mit unendlich vielen Nachkommastellen geschrieben werden können, welche sich nicht andauernd wiederholen. Praktisch heißt das aber auch, niemand hat jemals eine irrationale Zahl vollständig aufgeschrieben. Eine solche irrationale Zahl ist zum Beispiel die Wurzel aus 2, geschrieben als $\sqrt{2}$. Sie beginnt mit 1,41. Wenn man sie aber so schreibt, dann ist es immer noch eine rationale Zahl, nämlich 141 geteilt durch 100. Jede Zahl mit einer begrenzten Anzahl von Nachkommastellen ist eine rationale Zahl. Erst durch unendlich viele Nachkommastellen wird es eine irrationale Zahl.[80]

Wie viele irrationale Zahlen gibt es im Vergleich zu den rationalen Zahlen? Kann man da eine Art Prozentsatz ausrechnen? Ja, das geht, aber das Ergebnis ist wiederum verblüffend. Es gibt unendlich mehr Möglichkeiten, unendlich viele Nachkommastellen zu haben, als für eine begrenzte Anzahl von Nachkommastellen, die wir aufschreiben können.

Oder anders ausgedrückt: An jede rationale Zahl, die wir mit endlich vielen Nachkommastellen aufschreiben können, könnten wir theoretisch noch unendlich viele weitere Nachkommastellen anhängen, um sie zu einer irrationalen Zahl zu machen. Somit kommen auf jede rationale Zahl unendlich viele irrationale Zahlen, die genauso wie die rationale Zahl beginnen.

Hierzu ein Beispiel: Wenn ich 1,38 schreibe, ist das eine rationale Zahl, denn sie lässt sich durch die Division 138/100 darstellen. An die 1,38 könnte ich aber noch eine 1 anhängen, eine 2, eine 3, ... bis zur 9. Damit ergeben sich 9 weitere Möglichkeiten, die 1,38 zu erweitern. Mit der nächsten Ziffer ist das genauso und das ließe sich unendlich lange fortsetzen, aber so viel Zeit hat niemand, um es auch aufzuschreiben. Zu der rationalen Zahl 1,38 gibt es also unendlich viele reelle Zahlen, die auch mit 1,38 beginnen, aber noch unendlich viele weitere Ziffern haben.

Das bedeutet nun aber, dass in der Menge aller reellen Zahlen $\mathbb{R}$ die rationalen Zahlen $\mathbb{Q}$ unbedeutend wenige sind. Obwohl die rationalen Zahlen bereits eine abzählbare Unendlichkeit sind, sind sie dennoch im Vergleich zur Unendlichkeit des Kontinuums völlig unbedeutend. Die reellen Zahlen bestehen also hauptsächlich aus irrationalen Zahlen.

In Prozentsätzen ausgedrückt merkt man erst, wie extrem dieses Verhältnis ist, denn die Häufigkeit aller möglichen irrationalen Zahlen macht 100 % aus und die Häufigkeit aller möglichen rationalen Zahlen nur 0 %.

---

[80] Auch dürfen sich bei irrationalen Zahlen die Nachkommastellen nicht unendlich wiederholen. Zum Beispiel hat $\frac{1}{3}$ = 0,333... unendlich viele gleiche Nachkommastellen und bleibt daher rational.

So stark unterscheidet sich die Mächtigkeit des Kontinuums $\aleph_1$ von der Mächtigkeit der abzählbaren Unendlichkeit $\aleph_0$.

In Bezug auf das Glücksbewusstsein, welches durch die reellen Zahlen charakterisiert wird, bedeutet dies aber auch, dass es unendlich mächtiger ist, als das Wachbewusstsein, welches durch die rationalen Zahlen beschrieben wird.

Das bedeutet, das Glücksbewusstsein, die fünfte Bewusstseinsstufe, ist bereits unendlich größer und einflussreicher als das Wachbewusstsein, die dritte Bewusstseinsstufe.

Das Bewusstsein der Allwissenheit, die sechste Bewusstseinsstufe, bezieht sich nun speziell auf den Anteil an der fünften Stufe, der sich von der dritten unterscheidet. Mathematisch betrachtet entspricht das den irrationalen Zahlen. In der vorherigen Grafik ist das der weiße Bereich in der Ellipse um $\mathbb{R}$. Die vorherige Grafik ist insofern nicht stimmig, weil eigentlich der graue Bereich um $\mathbb{Q}$ vergleichsweise unendlich klein gezeichnet werden müsste, also so klein wie ein Punkt. Die eigentlichen Größenverhältnisse sind dann wirklich so wie in dieser Grafik:

Dabei ist der Punkt von $\mathbb{Q}$ unendlich klein im Vergleich zur Ellipse um $\mathbb{R}$. Das sind die eigentlichen Größenverhältnisse der Mächtigkeiten. Wäh-

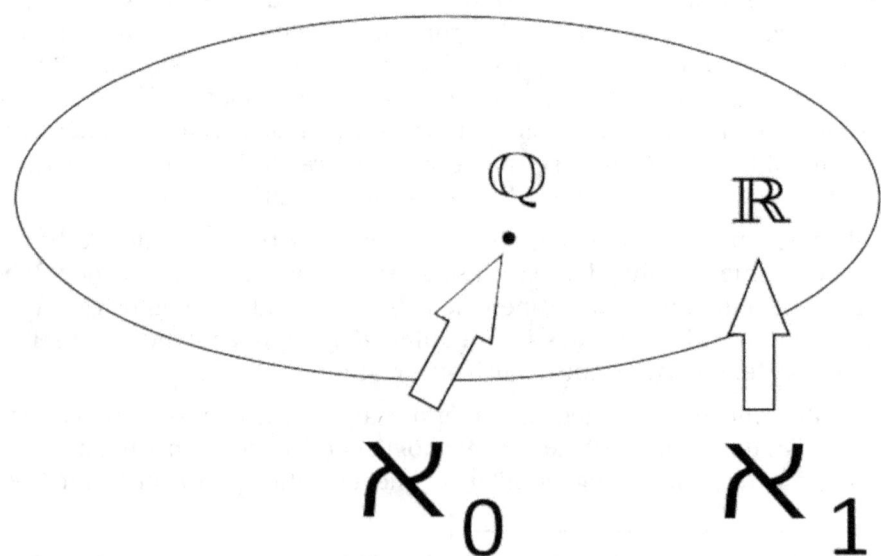

rend im fünften Bewusstseinszustand der graue Bereich der vorherigen Grafik noch eine Rolle spielt, dominiert im sechsten Bewusstseinszustand viel mehr der weiße Bereich dieser Grafik.

Das bedeutet, der fünfte Bewusstseinszustand, das Glücksbewusstsein, enthält noch eine Dualität zwischen grau und weiß, während im sechsten Zustand diese Dualität fast unbedeutend geworden ist. Der weiße Bereich dominiert eindeutig. Die Dualität ist nur noch angedeutet durch den Punkt von $\mathbb{Q}$. Was also im Wachbewusstsein noch völlig dominant war, nämlich die Beschreibung der Welt mit rationalen Zahlen, ist jetzt im sechsten Zustand, dem Bewusstsein der Allwissenheit unbedeutend geworden.

Die Unendlichkeit der Realität wird jetzt fast nur noch mit irrationalen Zahlen oder entsprechenden Ausdrücken beschrieben. Sie sind die mächtigere Unendlichkeit. Sogar die menschliche Sprache versagt dabei, die Allwissenheit richtig zu beschreiben. Die Allwissenheit lässt sich also nicht mehr mit endlichen Ausdrücken beschreiben, sondern nur noch mit irrationalen Zahlen. Daher ist die Allwissenheit noch mächtiger als das Glücksbewusstsein.

Innerhalb aller reellen Zahlen lässt sich zusätzlich noch eine weitere Hierarchie der Unendlichkeiten entdecken. Diese Hierarchie entspricht der Hierarchie im Bewusstsein verschiedener kosmischer Wesenheiten, die das Universum verwalten. Das Bewusstsein der Allwissenheit heißt in der vedischen Wissenschaft manchmal auch Gottesbewusstsein. Eine Fähigkeit in der göttlichen Magie ist es, die verschiedenen Ebenen des Gottesbewusstseins unterscheiden zu können.

Wir werden später noch sehen, dass alles in unserem physikalischen Universum mit den ersten beiden Unendlichkeiten beschreibbar ist. Innerhalb dieser Unendlichkeiten lassen sich aber noch Unterteilungen feststellen. Diese Unterteilungen entsprechen dem Bewusstsein der verschiedenen himmlischen Wesen.

Dazu gibt es eine mathematische Entsprechung, nämlich die verschiedenen Untermengen der reellen Zahlen $\mathbb{R}$. Diese Hierarchie ist aufsteigend zu immer größeren Unendlichkeiten. Das zeigt die folgende Tabelle.[81]

---

[81] Das Zeichen \ steht in der Tabelle für die Differenzmenge. Zum Beispiel ist $\mathbb{R}\backslash\mathbb{Q}$ eine Beschreibung der irrationalen Zahlen, nämlich die Differenzmenge der

Zahlenmengen	**Symbol**	**Kardinalzahl**	**Beispiele**
Natürliche Zahlen	$\mathbb{N}$	$\aleph_0$	0, 1, 2, 7855
Ganze Zahlen	$\mathbb{Z}$	$\aleph_0$	-567, -1, 0, 1, 831
Rationale Zahlen	$\mathbb{Q}$	$\aleph_0$	5, -1/3
Algebraische Zahlen	$\mathbb{A}$	$\aleph_0$	$\sqrt{2}$, $\sqrt[12]{127}$
Berechenbare Zahlen	$\mathbb{B}$	$\aleph_0$	π, e, $\sqrt{2}$
Nichtberechenbare Zahlen	$\mathbb{R}\backslash\mathbb{B}$	$\aleph_1$	Turing Haltezahl
Transzendente Zahlen	$\mathbb{R}\backslash\mathbb{A}$	$\aleph_1$	$\pi + e$
Irrationale Zahlen	$\mathbb{R}\backslash\mathbb{Q}$	$\aleph_1$	$\pi + e$
Reelle Zahlen	$\mathbb{R}$	$\aleph_1$	$\pi + e$
Hyperkomplexe Zahlen	$\mathbb{C}, \mathbb{H}, \mathbb{O}, \mathbb{S}$	$\aleph_1$	$\sqrt{2} + i\,\pi$

Hier eine Erklärung der Tabelle: Zahlenmengen lassen sich nach ihren Mächtigkeiten ordnen. Zunächst kommt die abzählbare Unendlichkeit $\aleph_0$. Diese gilt für die natürlichen Zahlen bis hin zu allen berechenbaren Zahlen. Danach kommen die Zahlen mit der Mächtigkeit des Kontinuums $\aleph_1$. Sie erstrecken sich von den nichtberechenbaren Zahlen bis zu den hyperkomplexen Zahlen.

Die Tabelle hat jedoch noch eine weitere Ordnung. Die erste Zeile ist nämlich eine echte Teilmenge[82] der zweiten Zeile. Das heißt, die natürlichen Zahlen sind vollständig in den ganzen Zahlen enthalten. In der Mengenlehre schreibt man das mit dem Teilmengensymbol $\subset$ als:

$\mathbb{N} \subset \mathbb{Z}$ (gesprochen: $\mathbb{N}$ ist eine echte Teilmenge von $\mathbb{Z}$)

Warum ist $\mathbb{N}$ eine echte Teilmenge von $\mathbb{Z}$? Das ist deswegen so, weil die Menge $\mathbb{Z}$ alle ganzen Zahlen enthält, sowohl positive als auch negative. Die Menge $\mathbb{N}$ hingegen enthält nur die positiven ganzen Zahlen, also weniger Zahlen. Damit ist sie also nur eine echte Teilmenge von $\mathbb{Z}$.

---

reellen Zahlen vermindert um die rationalen Zahlen. Anders ausgedrückt, wenn man die rationalen Zahlen alle wegnimmt, bleiben noch die irrationalen Zahlen.

[82] In der Mathematik enthält eine echte Teilmenge immer weniger Elemente als die ursprüngliche Menge. Hingegen kann eine Teilmenge allgemein, also ohne den Zusatz ‚echt', auch gleich viele Elemente enthalten.

Das gleiche Schema setzt sich nun in der Tabelle fort. Jede vorherige Zeile ist eine echte Teilmenge der nachfolgenden Zeile. Daraus entsteht eine Hierarchie der Unendlichkeiten. Die umfassendste Unendlichkeit in dieser Tabelle sind also die hyperkomplexen Zahlen auf der letzten Zeile. Die reellen Zahlen sind ein Teil davon. Die irrationalen Zahlen sind ein Teil der reellen Zahlen, usw. Das geht von der letzten Zeile bis zur ersten Zeile zurück. Jede vorherige Zeile ist eine Teilmenge der nachfolgenden Zeile.

Dennoch sind alle diese Zahlenmengen unendlich groß. So haben wir also eine Hierarchie der Unendlichkeiten. Der größte Sprung passiert dabei von den berechenbaren Zahlen hin zu den nichtberechenbaren Zahlen.[83] Das ist der Sprung von der abzählbaren Unendlichkeit $\aleph_0$ zum Kontinuum $\aleph_1$.

Die berechenbaren Zahlen kommen von ihrer Häufigkeit nur zu 0 % vor, während die nichtberechenbaren Zahlen 100 % des Kontinuums ausmachen. Anders ausgedrückt: Auf jede berechenbare Zahl kommen noch unendlich viele nichtberechenbare Zahlen.

Das gleiche gilt aber auch für jede Zahlenmenge mit der Mächtigkeit $\aleph_1$. Sie füllt immer 100 % des Kontinuums aus, während jede Zahlenmenge mit der Mächtigkeit $\aleph_0$ nur 0 % des Kontinuums füllt.

Was bedeutet nun diese höhere Mathematik für die göttliche Magie? Warum betrachten wir eigentlich diese mathematischen Feinheiten?

Der tiefere Sinn ist, dass sie uns einen exakten Einblick in die Hierarchie der Unendlichkeit geben. Mathematik ist unser Reisefahrzeug mit den genauesten Ergebnissen.

Die Hierarchie der Unendlichkeit existiert im Bewusstsein der Allwissenheit. Entsprechend gibt es auf jeder Hierarchiestufe göttliche Kräfte und Wesenheiten mit den göttlichen Kräften. Diese Wesenheiten sind die Naturgesetze. Mit Hilfe der höheren Mathematik werden wir uns über den Grad ihrer Allwissenheit und der entsprechenden Allmacht bewusst. Sie zeigen uns die Stufen hin zum perfekten Wissen.

Diese Hierarchie der göttlichen Kräfte werden wir in Göttliche Magie Band 2 genauer untersuchen und dabei feststellen, wie durch ihre Wirkungen alle Details des Universums entstehen, aufrechterhalten werden und auch wieder vergehen.

---

[83] An dieser einen Stelle in der Tabelle gilt die Teilmengenrelation nicht.

Auf diesen Stufen steigen wir höher auf zu unserem ersten Reiseziel, dem perfekten Wissen. Das perfekte Wissen bringt aber auch die perfekte Sicht der Realität, ein perfektes Bewusstsein und perfektes Glück mit sich. Diesem Bereich wenden wir uns nun mit dem Einheitsbewusstsein zu.

7. Einheitsbewusstsein

Was würde passieren, wenn die Mathematik eine Menge aller Mengen erlauben würde? Dieses Konzept haben einige Mathematiker immer wieder verfolgt. Sie wurden jedoch wie exotische Außenseiter behandelt. Die Menge aller Mengen würde unweigerlich alles umfassen.

Mengen enthalten Elemente, nur die leere Menge enthält keine Elemente. Diese Elemente können Elemente der Anschauung sein, also zum Beispiel konkrete, sichtbare Dinge. Es können aber auch Elemente des Denkens sein, also zum Beispiel Zahlen, Gedanken, Erinnerungen, Gefühle, Konzepte, Philosophien, Lehren, Informationen, Wissen, usw.[84]

Die Menge aller Mengen würde damit die gesamte objektive, aber auch die gesamte subjektive Schöpfung enthalten. Genau vor diesem zweiten Schritt haben sich aber die meisten Mathematiker gefürchtet, obwohl ihn der Gründer der Mengenlehre Georg Cantor schon vorhergesehen hat.

Mit den Axiomen der Mengenlehre ist es zunächst leicht, alle denkbaren Zahlen zu erzeugen. Sie sind Elemente des Denkens. Mit den Gesetzen der Logik lassen sich dann auch alle weiteren mathematischen Objekte erzeugen. So geht jede mathematische Formel auf die Axiome der Mengenlehre zurück.

Die Menge aller Mengen muss aber auch das Bewusstsein des Mathematikers einbeziehen, denn sie ist nicht nur die Menge aller objektiven Dinge. Mathematik hat immer eine subjektive Komponente. Dass diese subjektiv erdachte Mathematik dann auch genutzt werden kann, um die Naturgesetze zu beschreiben, ist eigentlich ein Wunder. Es ist verblüffend für jemanden, der das Bewusstsein des Mathematikers von der ganzen Welt getrennt sieht.

---

[84] Georg Cantor definierte eine Menge als „Zusammenfassung bestimmter, wohlunterschiedener Objekte unserer Anschauung oder unseres Denkens zu einem Ganzen."

8. Bewusstsein

Es gibt da aber auch eine andere Auffassung von Mathematikern, die die Mathematik als ursprünglich ansehen, im Sinne der Ideen von Platon. Das heißt, mathematische Gesetze gelten immer und galten schon immer. Die Mathematiker haben diese dann nicht erdacht, sondern sie vielmehr wiederentdeckt. Nur mit dieser Sichtweise wird verständlicher, warum die Mathematik geeignet ist, die ganze Natur zu beschreiben, warum sich Naturgesetze exakt an mathematische Formeln halten.

Diese Auffassung passt auch zur vedischen Wissenschaft. Damit wäre das Bewusstsein ursprünglich und das Universum ein Entstandenes oder Geschaffenes. Die Ordnung, die wir im Universum aufgrund des Wirkens der Naturgesetze wahrnehmen können, kommt dann aus einer mathematischen Ordnung, welche schon immer da war.

Wenn wir diese vollkommene mathematische Ordnung betrachten, muss sie aber auch das Bewusstsein des Mathematikers und jedes Menschen und jedes Lebewesens im Universum miteinschließen. Das erreichen wir mit der Menge aller Mengen.

Die Menge aller Mengen wurde als exotisch betrachtet, weil sie kein abgeschlossenes Objekt bleiben kann. Sie würde sich selbst enthalten müssen. Damit würde sie sich aber erweitern und diese erweiterte Menge müsste sich wieder selbst enthalten und wäre damit niemals abgeschlossen. Sie würde aber auch alle Elemente des Denkens enthalten und wäre deshalb nicht nur objektiv.

Die Mehrheit der Mathematiker fürchtet sich eigentlich nur vor der Einbeziehung der Subjektivität und greift dennoch das erste Argument auf, um die Menge aller Mengen abzulehnen: Etwas, das niemals abgeschlossen ist, sei keine Menge. Es könne allenfalls als eine Klasse bezeichnet werden. So entstand das Konzept einer Klasse aller Mengen.

Um diesem Konzept den richtigen Nachdruck zu verleihen, bezeichnete man die Axiome, welche eine Menge aller Mengen nicht zulassen, als die moderne Mengenlehre, während die frühere als die naive Mengenlehre abgestempelt wurde.[85] Welch eine nette Geste, um eigentlich die Angst vor der Subjektivität zu verschleiern.

---

[85] In dieser modernen Mengenlehre mit der Abkürzung ZFC verhindert das sogenannte Fundierungsaxiom eine Menge aller Mengen.

Die vedische Wissenschaft geht hier völlig anders vor. Was der Menge aller Mengen entspricht, ist der unendliche Rückbezug auf das wahre Selbst. Aus dem Selbstrückbezug entsteht alles, das heißt das gesamte Universum und alles im Universum. Ein erstes selbstbezogenes Bewusstsein ist das Einheitsbewusstsein. Es ist noch nicht ganz perfekt, weil es die Unendlichkeit noch nicht vollständig erfasst, jedoch ist dies auch nicht vollständig möglich, denn die Unendlichkeit ist niemals abgeschlossen.

Im Einheitsbewusstsein wird alles, auch die gesamte objektive Schöpfung in Ausdrücken des Selbst erfasst. Jede Wahrnehmung, jeder Gedanke, jedes Gefühl, jede Handlung in Ausdrücken des wahren Selbst, des Ātman. Damit sind Subjektivität und Objektivität im Selbst vereint.

Im Einheitsbewusstsein wird die höchste Unendlichkeit des Brahmanbewusstseins reflektiert. Mathematisch entspricht dies dem sogenannten Reflexionsprinzip der Mengenlehre, welches bedeutet, dass jede denkbare Eigenschaft der höchsten Unendlichkeit auch in niedrigeren, also eingeschränkteren Unendlichkeiten vorkommen muss.[86]

Das Reflektionsprinzip der Mengenlehre: Jede denkbare Eigenschaft der höchsten Unendlichkeit existiert auch in niedrigeren Unendlichkeiten.

Das macht das Einheitsbewusstsein aus. Jede mögliche Eigenschaft der höchsten Unendlichkeit zeigt sich bereits in den ersten beiden Unendlichkeiten, der abzählbaren Unendlichkeit $\aleph_0$ und dem Kontinuum $\aleph_1$. So können wir als Menschen bereits einen Vorgeschmack auf die unendlichste Unendlichkeit bekommen.

Diese ersten beiden Unendlichkeiten sind uns nämlich vertraut und unsere gesamte Naturwissenschaft und Technik kommt mit ihnen aus. Praktisch lässt nicht einmal ein Beispiel für die Anwendung der nächsten Un-

[86] Das Reflexionsprinzip wurde erstmals von Richard Montague (1957) und Azriel Levy (1960) so definiert: Es gibt in der Sprache der Mengenlehre keinen formulierbaren Satz über das Mengenuniversum, das heißt über die Klasse aller Mengen, der nicht bereits in einer geeigneten Menge „gespiegelt" würde.

endlichkeit $\aleph_2$ finden. In keiner bisher bekannten physikalischen Theorie findet man die höhere Unendlichkeit $\aleph_2$, geschweige denn noch höhere Unendlichkeiten. Auch die sogenannten Theorien von Allem, einschließlich Stringtheorien und Schleifenquantengravitation beschäftigen sich mit mathematischen Gruppen, welche alle auf $\aleph_1$ aufbauen. Es ist egal, ob man dabei 11 oder 21 Dimensionen betrachtet. Das Kontinuum $\aleph_1$ wird durch weitere Dimensionen nicht mächtiger.

8. Brahmanbewusstsein

Im Brahmanbewusstsein dehnt sich nun die Einheit auf höhere Unendlichkeiten aus. Auf diesem Reiseabschnitt kommt die heute bekannte Physik nicht mehr mit und wir können als unsere Fahrzeuge nur die vedische Wissenschaft und die Mathematik benutzen.[87] Dazu möchte ich noch einmal Kṛṣṇa aus der Bhagavad Gītā zitieren. (9.8):

प्रकृतिं स्वामवष्टभ्य विसृजामि पुनः पुनः

prakṛtiṃ svāmavaṣṭabhya visṛjāmi punaḥ punaḥ

9.8 Zurücklehnend zu meiner eigenen Natur erschaffe ich immer wieder neu.

Dieses Grundprinzip der vedischen Wissenschaft ist auch im Pūrṇam, der Eigenschaft der Fülle von Gaṇeśa ausgedrückt. Es entspricht dem Potenzmengenaxiom der Mengenlehre. Durch die Potenzmenge kommen wir immer wieder zur nächsten, höheren Unendlichkeit.

In der Menge aller Mengen setzt sich dieser Vorgang unendlich fort. Der Sucher ist nun im höchsten Bewusstsein angekommen, das kein festes Endergebnis ist, sondern ein immerwährender Vorgang hin zu immer mehr Wissen, hin zu immer intensiveren Erfahrungen von Sat-Cit-Ānanda, das heißt von Realität, Bewusstsein und Glück.

Schließlich wird die folgende Aussage der Muṇḍaka Upaniṣad (3.2.9) zu einer lebendigen Realität.

स यो ह वै तत् परमं ब्रह्म वेद ब्रह्मैव भवति ...

sa yo ha vai tat paramaṃ brahma veda brahmaiva bhavati ...

---

[87] Die Physik kommt ohnehin erst später ins Spiel. Jetzt sind wir erst beim Bewusstsein, noch nicht beim Universum.

3.2.9 Derjenige, der dieses unendliche Brahman so kennt, ist wirklich Brahman.

Der Ausdruck *bhavati* kann dabei auf zwei Arten übersetzt werden, als ein Sein oder als ein Werden. Wer das Brahman so kennt, ist wirklich das Brahman oder wird wirklich das Brahman. Das heißt, der Brahman-Kenner ist das Brahman, oder aber der Brahman-Kenner wird das Brahman.

Beide Übersetzungen sind korrekt, und wir erkennen das, wenn wir wieder die Menge aller Mengen als das Brahman betrachten. Das bedeutet, wer die Menge aller Mengen kennt, ist diese Menge. Sie allein kann sich selbst kennen. Kein außenstehender Beobachter könnte auch nur annähernd ihre wahre Größe erfassen.

Wer die Menge aller Mengen kennt, wird aber auch zu ihr, denn die Menge aller Mengen ist niemals abgeschlossen. Wer sie kennt, ist also auch niemals abgeschlossen, sondern befindet sich mitten in dieser unendlichen Dynamik, die alles umfasst, sowohl Subjektivität als auch Objektivität. Aus dieser unendlichen Dynamik entsteht dann die gesamte Schöpfung, welche wir später noch genauer betrachten werden.

9. Bewusstsein höherer Unendlichkeiten

Die Menge aller Mengen ist niemals abgeschlossen und entdeckt in sich selbst immer höhere Unendlichkeiten. Unsere gesamte Physik und alle darauf aufbauenden Naturwissenschaften kommen sehr gut mit den ersten beiden Unendlichkeiten aus. Das liegt vermutlich daran, dass menschliches Bewusstsein die höheren Unendlichkeiten nicht mehr richtig erfassen kann.

Ein Großteil der mathematischen Forschung über die Unendlichkeiten beschäftigt sich zurzeit mit möglichen weiteren Unendlichkeiten zwischen der abzählbaren Unendlichkeit $\aleph_0$ und dem Kontinuum der reellen Zahlen $\mathbb{R}$. Einige Forscher vermuten, dass es zwischen diesen beiden noch weitere Unendlichkeiten geben könnte. Es gibt dafür aber noch keine schlüssigen Beweise und die sogenannte Kontinuumshypothese von Georg Cantor wurde bisher nicht widerlegt. Der Begründer der Mengenlehre meinte nämlich, dass es dazwischen keine Mengen mit einer anderen Mächtigkeit geben könne.

Andernfalls müsste man diesen dazwischenliegenden Mengen die Mächtigkeit $\aleph_1$ zuschreiben und das Kontinuum der reellen Zahlen würde dann die nächsthöhere Mächtigkeit $\aleph_2$ bekommen. Aber das sind im Moment noch Spekulationen, die sich aus den zehn ZFC Axiomen nicht ableiten lassen. Vielleicht müssten erst noch die Grundaxiome der Mathematik erweitert werden, um zu solchen neuen Unendlichkeiten zu kommen. Das wird aber wohl nicht so leicht passieren.

Obwohl sich Menschen bereits schwertun, sich eine Unendlichkeit größer als das Kontinuum vorzustellen, kann es schon ein Bewusstsein höherer Unendlichkeiten geben. Vielleicht gibt es ja Wesen im Universum, die mit einem leistungsfähigeren Gehirn und Nervensystem ausgestattet sind und Zugang zu diesen höheren Unendlichkeiten haben.

Durch die Potenzmenge einer unendlichen Menge entsteht die nächsthöhere Unendlichkeit. Solche höheren Unendlichkeiten sind immer mächtiger und sie erreichen bestimmte Stufen, denen Mathematiker noch gewisse Eigenschaften zuweisen können. Sie heißen große Kardinalzahlen.

Rein formal hat man diese höheren Unendlichkeiten schon erforscht und es gibt auch Symbole dafür, aber es fehlen bisher die praktischen Anwendungen dieser Mathematik.

Auch die höchste aller Unendlichkeiten hat einen Namen. Sie heißt Ω. Das ist der letzte Großbuchstabe des griechischen Alphabets und wird Omega gesprochen. Cantor nannte es das absolut Unendliche, oder kurz das Absolute. Er hat es mit Deo, also mit Gott gleichgesetzt. Davon unterschied er zwei verschiedene Abbilder des Absoluten, zum einen in der Schöpfung und zum anderen im Denken, die er das Transfinitum nannte.[88]

[88] Cantor sagte über diese höchsten Ebenen der Unendlichkeit:

„Das tatsächliche Unendliche wurde durch drei Beziehungen unterschieden: Erstens, wie es in der höchsten Vollkommenheit verwirklicht wird, in der völlig unabhängigen, außerweltlichen Existenz in Deo, wo ich es absolut unendlich oder einfach absolut nenne; zweitens in dem Maße, in dem es in der abhängigen, schöpferischen Welt vertreten ist; drittens, wie es im Abstracto im Denken als mathematische Größe, Zahl oder Ordnungsart aufgefasst werden kann. In den beiden letztgenannten Beziehungen, in denen es sich offensichtlich als begrenzt und zur weiteren Verbreitung fähig herausstellt und daher dem Endlichen vertraut ist, nenne ich es Transfinitum und kontrastiere es stark mit dem Absoluten."

An dieser Stelle, an der die Mathematik an die Grenzen des menschlichen Verstandes stößt, kommen wir mit der vedischen Wissenschaft weiter. Es gibt keinen Grund, diese höheren Unendlichkeiten den Vermutungen und Spekulationen verschiedenster Religionen zu überlassen, die meinen, dass nur ihre Glaubenssätze gültig wären.

Glaubenssätze können nie zu einem gesicherten Wissen führen. Im Yogasystem der vedischen Wissenschaft gehören Glaubenssätze in den Bereich der Vorstellung. Vorstellungen sind weder wahr noch falsch. Sie sind einfach unentscheidbar. Es können schon Wunschträume sein, die einmal in der Zukunft in Erfüllung gehen werden, und insofern sind Vorstellungen nicht schlecht. Sie gehören aber nicht in die Kategorie von gesichertem Wissen.

Wie können wir also wissenschaftlich die großen Kardinalzahlen genauer charakterisieren, auch wenn der Verstand eines Mathematikers nicht mehr weiterkommt? Hier helfen die Yogasūtra des Patañjali und die Brahmasūtra des Veda Vyāsa.

In den Yogasūtra zeigt Patañjali die Methoden, mit denen jeder Mensch sein Bewusstsein bis zum Brahmanbewusstsein weiterentwickeln kann, welches er Kaivalya[89] nennt. Damit werden solche Erfahrungen höherer Bewusstseinszustände systematisch und wissenschaftlich zugänglich.[90] Die Unendlichkeit des Bewusstseins bezeichnet er als Samādhi. In den ersten Entwicklungsstufen, vom reinen Bewusstsein (Stufe 4) bis zum Bewusstsein der Allwissenheit (Stufe 6), ist Samādhi noch nicht stabil.

Die mathematische Entsprechung dazu sind all die verschiedenen Unendlichkeiten zwischen der leeren Menge und dem Kontinuum der reellen Zahlen. Jede dieser Bewusstseinsstufen lässt sich mit dem entsprechenden Zahlensystem beschreiben. Wenn jemand zum Beispiel den Zugang zur Allwissenheit geöffnet hat (Stufe 6), dann sieht er zu allem, was er betrachtet, unendlich viel zusätzliches Wissen. Egal was jemand in diesem Zustand betrachtet, egal wie viele Details da sind, es gibt dann immer noch unendlich viel weiteres Wissen. Das wird in der Mathematik mit den irrationalen Zahlen ausgedrückt, die mit ihren unendlich vielen Nachkommastellen immer mächtiger sind als die rationalen Zahlen.

---

[89] Kaivalya bedeutet unendliche Freiheit, die Freiheit von allen Begrenzungen.

[90] Siehe dazu auch meine Übersetzung der Yogasūtra in eine zeitgemäße Sprache im Buch „Gehirnsoftware".

8. Bewusstsein

Die Yogasūtra beschreiben außergewöhnliche Fähigkeiten, sogenannte Siddhi. Diese sind nur noch mit der unendlichen Macht des unendlichen Bewusstseins zu erklären. Insofern überschreiten sie auch das Verständnis der heute bekannten Physik.[91]

In seinen Brahmasūtra beschreibt Veda Vyāsa die Bewusstseinsstufen 7 bis 9. Sie gehen sogar über die heute anerkannte Mathematik hinaus, weil sie den Selbstrückbezug als ein zentrales Thema haben. Alles wird in Ausdrücken des Selbst beschrieben. Das könnten Mathematiker nur dann erfassen, wenn sie eine Menge aller Mengen zulassen würden.

Die Menge aller Mengen umfasst dann alles, sowohl alles Subjektive, als auch alles Objektive. Das ist Parabrahman, also das unendliche Brahman. Dieser vedische Begriff beschreibt am besten, was Cantor mit dem Symbol Ω (großes Omega) für das Absolute meinte. Die absolut höchste Unendlichkeit.[92]

Ω

Omega ist das Symbol für die absolut höchste Unendlichkeit.

---

[91] Was an den Grundlagen der Physik noch zu ändern wäre, werde ich in Göttliche Magie Band 2 genauer betrachten. Es hat mit dem Grad der Unendlichkeit zu tun, aus welchem das Universum entsteht.

[92] Cantor beschrieb es so:

„Bei allen Philosophen fehlt jedoch das Prinzip des Unterschiedes im Transfinitum, welches zu verschiedenen transfiniten Zahlen und Mächtigkeiten führt. Die meisten verwechseln sogar das Transfinitum mit dem seiner Natur nach unterschiedslosen höchsten Einen, mit dem Absoluten, dem absoluten Maximum, welches natürlich keiner Determination zugänglich und daher der Mathematik nicht unterworfen ist."

9. Die höchste Realität

Die erste Etappe unserer Reise ist erreicht

Nun sind wir auf dem Gipfel der Realität angekommen. Wir haben die absolut höchste Unendlichkeit entdeckt. Dabei haben wir den Hochgeschwindigkeitszug der höheren Mathematik genutzt, um verlässliche Erkenntnisse zu gewinnen. Unser Reiseführer war die vedische Wissenschaft, die uns immer wieder in verständlichen Bildern beschreiben konnte, was wir da beim Blick aus dem Fenster sahen.

Was haben wir auf unserer Reise alles entdeckt? Im ersten Kapitel haben wir unser Reiseziel festgelegt, nämlich die höchste Wahrheit zu finden und richtig anzuwenden. Im zweiten Kapitel haben wir dann geeignete Reisefahrzeuge angeschaut, mit denen wir diese große Weltreise schnell und sicher erleben können. Diese Fahrzeuge sind die verschiedenen Sprachen zur Beschreibung der Wahrheit. Im dritten Kapitel zum Thema Erkenntnis der Wahrheit haben wir entdeckt, dass unsere Reise verschiedene Stationen haben wird. Im vierten Kapitel haben wir die zwei wichtigsten Etappen der Reise betrachtet, nämlich hin zur höchsten Wahrheit und wieder zurück zur Erde. Im fünften Kapitel haben wir die Beziehung von Himmel und Erde näher betrachtet.

Im sechsten Kapitel sind wir dann in den Hochgeschwindigkeitszug der Mengenlehre eingestiegen. Dort ist uns im siebten Kapitel unser freundlicher Reisebegleiter Gaṇeśa entgegengekommen, der uns erklärt hat, dass er diesen Zug sehr genau kennt.

Alle Regeln der Mengenlehre sind seine Eigenschaften. Er ist die Verkörperung aller Gesetzmäßigeiten der Mathematik, die überall in allen Universen anwendbar sind. Damit ist er auch das erste Naturgesetz, denn alle weiteren Naturgesezte beachten die Regeln der Mathematik. In anderen Worten, sie verehren Gaṇeśa als ihren Anfang und ihren Anführer. Im achten Kapitel haben wir dann mit mathematischer Präzision die Stufen des Bewusstseins erkundet.

Mit dem höchsten Bewusstsein haben wir das Ziel unserer ersten Reiseetappe erreicht. Es existiert eine absolut höchste Ebene des Bewusstseins, die wir mit unserem menschlichen Verstand vielleicht nicht mehr verstehen können und deshalb haben wir ihr erst einmal das griechische

Omega als ein mathematisches Symbol zugeordnet. Ω ist das mathematische Symbol für die absolut höchste Unendlichkeit.

Nun werden wir hier im neunten Kapitel diese höchste Realität genauer erkunden. Wir werden uns jetzt am höchsten Ziel unserer Reise ausführlich umschauen. Wir werden das Wissen der höchsten Realität erst einmal ausführlich erforschen. Wir werden die Vorteile vom Wissen der höchsten Realität kennenlernen, aber auch die Nachteile für diejenigen, die sie ignorieren. Wir werden die Auswirkungen dieses Wissens auf unser Leben erkunden. Dazu benutzen wir die Sprache der vedischen Wissenschaft und wir verlassen uns dabei auf die zuverlässigsten Quellen, nämlich die Upaniṣad, welche früher ein Geheimwissen waren.

Im Band 2 Göttliche Magie werden wir wieder unsere Heimreise beginnen, indem wir zuerst die gesamte Realität aus der großen Weitsicht der höchsten Unendlichkeit betrachten, dann die Dualität in der Einheit erfassen, dann in der Klangstruktur des Veda die Bauanleitung für das Universum entdecken und dann den Schöpfungsprozess vom höchsten Wissen des Schöpfers bis zur irdischen Realität nachverfolgen.

So werden wir den Himmel auf die Erde bringen und das Leben hier auf der Erde unendlich bereichern. Davor werden wir aber die verschiedenen Räume im Himmel genauer betrachten. Er hat viele Räume und alle diese werden auch verschiedene Himmel genannt, jedoch beginnen wir ganz am Anfang mit der höchsten Realität, die noch über den Himmeln existiert.

Die Heimreise kommt später, zunächst schauen wir uns ausführlich an unserem faszinierenden ersten Reiseziel um. Auf dem höchsten Plateau des ganzheitlichen Wissens haben wir einen enormen und faszinierenden Weitblick. Diese Aussicht genießen wir jetzt erst einmal. Unsere Absicht ist es, den herrlichen Weitblick nie mehr zu vergessen, auch wenn wir wieder zurück nach Hause kommen.

Die Unendlichkeit der höchsten Realität

Die höchste Realität haben wir mathematisch entdeckt. Das war ein guter Weg, weil er Präzision in alle Erkenntnisse bringt. Wir sind nicht auf Bilder, Analogien oder ähnliche Hilfsmittel angewiesen. Wir konnten stattdessen erkennen, dass die Aussagen über die höchste Realität von Seiten der höheren Mathematik und von Seiten der vedischen Wissenschaft deckungsgleich sind. Das gibt uns eine enorme Zuversicht, die richtigen Erkenntnisse gemacht zu haben.

Außerdem bringt es das über die Jahrtausende gesammelte vedische Wissen in die heutige Zeit. In der Zeit, in der wir leben, haben wir mit Hilfe der Mathematik und der darauf aufbauenden Naturwissenschaften und der damit entwickelten Technologien einen wunderbaren Stand des menschlichen Lebens erreicht. All das geht letztendlich auf die Mathematik zurück.

Es müsste uns an nichts mangeln, solange die Menschen im Bewusstsein auch höher entwickelt wären. Die Bewusstseinsentwicklung lässt sich aber durch vedische Technologien leicht erreichen. Dieser Evolutionsschritt der Menschheit ist noch nicht abgeschlossen. Untersuchen wir also genauer, was dieser letzte Schritt in die höchste Realität ist.

Die höchste Realität heißt in der vedischen Wissenschaft Brahman und entspricht der höchsten Unendlichkeit in der Mathmatik. Sie ist mächtiger als alles, was sich Menschen gewöhnlich vorstellen können. Der menschliche Verstand reicht nicht aus, sie vollständig zu erfassen. Dennoch können wir der höchsten Unendlichkeit ein mathematisches Symbol zuordnen und das ist eben Ω, der griechische Großbuchstabe Omega.

Das mathematische Ω heißt in der vedischen Wissenschaft Brahman.

Die Bezeichung ‚höchste Realität' ist aber bei genauer Betrachtung immer noch nicht ganz korrekt, denn die mächtigste Unendlichkeit Ω hat keine Obergrenze. Omega ist keine höchste, größte Menge. Die Mächtigkeit von Ω erreicht keinen oberen Grenzwert. Sie ist immer noch unendlich viel größer als das, was wir uns als die höchste Unendlichkeit vorstellen können. Mit unserer menschlichen Sprache können wir diese Realität einfach nicht mehr richtig beschreiben.

Auch die vedische Wissenschaft kennt dieses Phänomen, dass Sprache nicht ausreicht, um Brahman, die mächtigste Unendlichkeit zu beschreiben. Dabei geht sie über die Mathematik hinaus, welche das unendliche Glück noch nicht zu ihrem Forschunsgebiet gemacht hat. Somit hat die Mathematik viele wunderbare Ergebnisse beim Erkennen der höchsten Realität nicht erkannt.

Die Erkenntnis der höchsten Realität verändert nämlich den Mathematiker selbst. Das Glück des unendlichen Brahman ist mit Worten nicht mehr zu beschrieben. Die Sprache versagt hier und kehrt ergebnislos zurück. Alle Furcht verschwindet.

Das bestätigt die Taittirīya Upaniṣad im Vers 2.9 (Siehe auch Kapitel 4):

यतो वाचो निवर्तन्ते ।

अप्राप्य मनसा सह ।

आनन्दं ब्रह्मणो विद्वान् ।

न बिभेति कुतश्चनेति ।

yato vāco nivartante

aprāpya manasā saha

ānandaṃ brahmaṇo vidvān

na bibheti kutaścaneti

Wer das Glück von Brahman kennt, von dem die Sprache zurückkehrt, ohne es mit Sinneskontrolle zu erfassen, fürchtet sich nicht, egal wovor.

Reflektionen der höchsten Realität

Alle Qualitäten, die wir Brahman, der höchsten Realität zuschreiben möchten, sind doch nur Reflektionen ihrer eigentlichen Qualitäten. Eine solche Reflektion ist Ananta, die Unendlichkeit.

Aufgrund dieses vedischen Worts für die Unendlichkeit bin ich überhaupt erst auf die Idee gekommen, in der Mathematik der Unendlichkeiten, also der höheren Mathematik, nach der letzten Realität zu suchen. ‚An' bedeutet ohne. ‚Anta' bedeutet Ende. An-Anta heißt also ohne Ende, also unendlich. Das ist Ω, die mathematische Unendlichkeit ohne Obergrenze. Sie entspricht Brahman in der vedischen Wissenschaft.

Brahman, diese höchste Realität wird auch als Sat-Cit-Ānanda bezeichnet. Das sind drei weitere Worte, welche Qualitäten ausdrücken, die auch Menschen zugänglich sind. Solche Reflektionen von Brahman können wir schon erfassen, auch wenn Brahman jenseits unserer Vorstellungskraft bleibt. Wie schön, dass uns Gaṇeśa mit seiner Eigenschaft Cidābhāsakaṃ

(Ausstrahlung) ermöglicht, das Unbegreifbare dennoch irgendwie noch zu erfassen.

In der Mathematik heißt es das Reflektionsprinzip. Damit werden alle Eigenschaften der höchsten unbegreiflichen Unendlichkeit Ω auch in anderen Unendlichkeiten widergespiegelt. So sind uns dann diese Eigenschaften auch zugänglich.

Was heißt Sat-Cit-Ānanda? Sat ist die Realität, Cit ist das Bewusstsein. Ānanda ist das Glück oder die Glückseligkeit. Da die höchste Realität aber alle Qualitäten in einer solchen Fülle enthält, dass sie nicht mehr erfassbar sind, kann es sich bei den vier Grundqualitäten doch nur um vier Reflektionen der absoluten Einheit handeln. Sie sind keine Teile der Einheit. Einheit bleibt immer ungeteilte Einheit. Sie kann aber verschiedene Reflektionen zeigen. All diese Reflektionen sind auch unendlich groß. Wörter können immer nur Reflektionen der eigentlichen letzten Realität sein. Die folgenden vier Wörter beschreiben die wichtigsten Reflektionen:

- Ananta - Die mächtigste Unendlichkeit Ω.
- Sat - Die Realität, also das, was wirklich ist.
- Cit - Perfektes Bewusstsein.
- Ānanda - Perfektes Glück.

Die Einheit der höchsten Realität

Wir sollten uns die letzte, höchste Realität nicht dreigeteilt oder viergeteilt vorstellen. Sie ist immer nur Einheit. Diese Einheit kann reflektiert werden und dann erscheint sie, je nach Blickwinkel, ausgestattet mit vielen Qualitäten. So könnte man eine Vielheit in der Einheit vermuten. Das ist aber bereits eine erste Täuschung. Sie ist immer Einheit und das ist ihr eigentliches Merkmal. Auch wenn sie als Sat-Cit-Ānanda beschrieben wird, so bleibt sie dennoch nur das Eine, nur die Einheit. Sie hat keine drei Teile, sondern ist immer nur Einheit.

Wer diese Einheit so erkennt, verliert jede Angst, genießt Frieden, Freiheit, unendliches Glück und die Unsterblichkeit. Dies belegen verschiedene Stellen aus der vedischen Literatur.

Hier noch einmal die Stelle aus der Kaṭha Upaniṣad (2.2.13), die ich im Kapitel 6 zitiert habe:

नित्योऽनित्यानां चेतनश्चेतनानाम्

एको बहूनां यो विदधाति कामान् ।

तमात्मस्थं येऽनुपश्यन्ति धीराः

तेषां शान्तिः शाश्वती नेतरेषाम् ॥१३॥

nityo'nityānāṃ cetanaścetanānām

eko bahūnāṃ yo vidadhāti kāmān

tamātmasthaṃ ye'nupaśyanti dhīrāḥ

teṣāṃ śāntiḥ śāśvatī netareṣām //13//

2.2.13. Es gibt Einen, der das Ewige in den nicht-ewigen Dingen ist, das Bewusstsein in den bewussten Wesen, der die Wünsche von vielen erfüllt. Ewigen Frieden haben diejenigen, welche diesen, im Selbst gefestigt, stetig betrachten, nicht die anderen.

Die Weisen versuchen eine Beschreibung des unbeschreiblichen Einen gar nicht erst mit Worten, sondern erfreuen sich an der höchsten Unendlichkeit, befreit von individuellen Namen und Ausdrucksformen. Das sagt Vers 3.2.8 der Muṇḍaka Upaniṣad, den ich schon im Kapitel 8 zitiert habe:

यथा नद्यः स्यन्दमानाः समुद्रेऽ

स्तं गच्छन्ति नामरूपे विहाय

तथा विद्वान् नामरूपाद्विमुक्तः

परात्परं पुरुषमुपैति दिव्यम् ॥८॥

yathā nadyaḥ syandamānāḥ samudre'

staṁ gacchanti nāmarūpe vihāya

tathā vidvān nāmarūpādvimuktaḥ

parātparaṁ puruṣamupaiti divyam //8//

3.2.8. So wie fließende Flüsse, die in den Ozean münden, ungeachtet ihrer Namen und Formen nach Hause kommen, so erreichen die Weisen, von Namen und Formen befreit, die wunderbare, unendliche Unendlichkeit des Puruṣa.

Die Bṛhadāraṇyaka Upaniṣad warnt im Vers 4.4.19 aber auch davor, diese Einheit zu ignorieren und stattdessen nur Vielfalt wahrzunehmen:

मनसैवानुद्रष्टव्यं नेह नानास्ति किंचन

मृत्योः स मृत्युमाप्नोति य इह नानेव पश्यति ॥१९॥

manasaivānudraṣṭavyaṃ neha nānāsti kiṃ cana

mṛtyoḥ sa mṛtyum āpnoti ya iha nāneva paśyati //19//

4.4.19. Nur mit Aufmerksamkeit wird er wahrgenommen. Wie sollte er eine Vielfalt sein? Von Tod zu Tode wird verstrickt, wer eine Vielfalt hier erblickt.

Wer also diese Einheit nicht wahrnimmt, wird von Tod zu Tode verstrickt. Er bleibt im Rad des Karma gefangen und erlebt immer weitere Wiedergeburten, die mit immer weiteren Toden enden.

Die Bṛhadāraṇyaka Upaniṣad sagt anschließend im Vers 4.4.20 noch einmal ganz deutlich, dass die Einheit nur als Eines zu betrachten ist. Im nächsten Vers 4.4.21 sagt sie dann, dass diese Einheit nur intuitiv zu erfassen ist. Sie macht auch klar, dass zu viele Worte dabei gar nicht so hilfreich sind, weil sie sogar von der Erkenntnis der Einheit ablenken können.

एकधैवानुद्रष्टव्यमेतदप्रमेयं ध्रुवम् ।

विरजः पर आकाशादज आत्मा महान्ध्रुवः ॥२०॥

ekadhaivānudrṣtavyam etad aprameyaṁ dhruvam

virajaḥ para ākāśādaja ātmā mahān dhruvaḥ //20//

4.4.20. So wie Eines ist das zu betrachten, welches sicher unermesslich ist. Unendlich brilliant strahlt das große Selbst ewig in der Raumzeit.

तमेव धीरो विज्ञाय प्रज्ञां कुर्वीत ब्राह्मणः ।

नानुध्यायाद्बहूञ्छब्दान् वाचो विग्लापनं हि तदिति ॥२१॥

tam eva dhīro vijñāya prajñāṁ kurvīta brāmaṇaḥ

nānudhyāyād bahūn śabdān vāco viglāpanaṁ hi tat iti //21//

21. Dieses erkennt der intelligente Brahman-Sucher nur intuitiv. Er sollte das nicht durch zu viele Worte versäumen, weil so etwas die Stimme ermüdet.

Um die höchste Realität des Brahman ohne viele Worte zu beschreiben, benutze ich jetzt ein Bild. Es ist einfach nur ein unendlich ausgedehntes Schachbrettmuster.

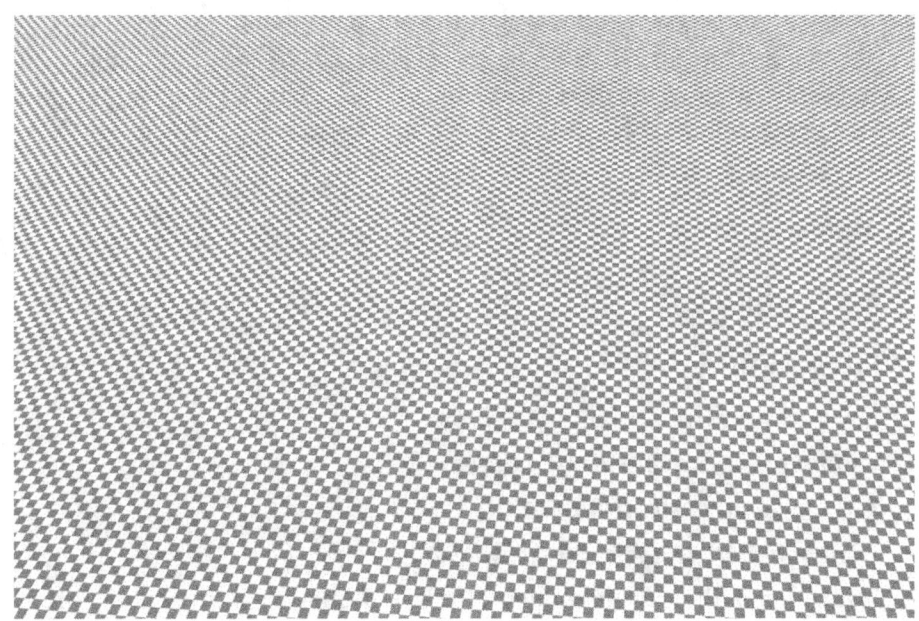

Natürlich kann es niemals die höchste Realität korrekt darstellen, denn keine Form könnte das. Es ist einfach nur ein Symbol für die höchste Unendlichkeit, die nicht mehr zu beschreiben, aber dennoch sehr geordnet ist. Diese unendliche Ordnung soll das Muster symbolisieren.

Brahman der höchste Herrscher

Das eine Brahman, also die höchste Unendlichkeit, ist der Herrscher über alles. Die Śvetāśvatara Upaniṣad erklärt im Vers 5.10, dass es weder feminin, noch maskulin, noch neutral ist:

नैव स्त्री न पुमानेष न चैवायं नपुंसकः

यद्यच्छरीरमादत्ते तेने तेने स युज्यते ॥१०॥

naiva strī na pumāneṣa na caivāyaṃ napuṃsakaḥ

yad-yaccharīram ādatte tene tene sa yujyate //20//

5.20 Es ist nicht Frau, es ist nicht Mann, noch ist es Neutrum. Welchen Körper auch immer es annimmt, damit ist es verbunden.

Wo ist das Brahman? Wo versteckt es sich? Im Vers 3.7 erklärt die Śvetāśvatara Upaniṣad, dass Brahman, der höchste Herrscher, in allen Wesen versteckt ist und somit alle von innen regiert:

ततः परं ब्रह्म परं बृहन्तं

यथानिकायं सर्वभूतेषु गूढम् ।

विश्वस्यैकं परिवेष्टितार -

मीशं तं ज्ञात्वाऽमृता भवन्ति ॥७॥

tataḥ paraṃ brahma paraṃ bṛhantaṃ

yathānikāyaṃ sarvabhūteṣu gūḍhaṃ

viśvasyaikaṃ pariveṣṭitāram

īśaṃ taṃ jñātvā amṛtā bhavanti //7//

3.7 Diejenigen, die das unendliche Brahman unendlich groß in den Körpern aller Wesen versteckt, als den einen alles umschließenden Herrscher kennen, sie werden unsterblich.

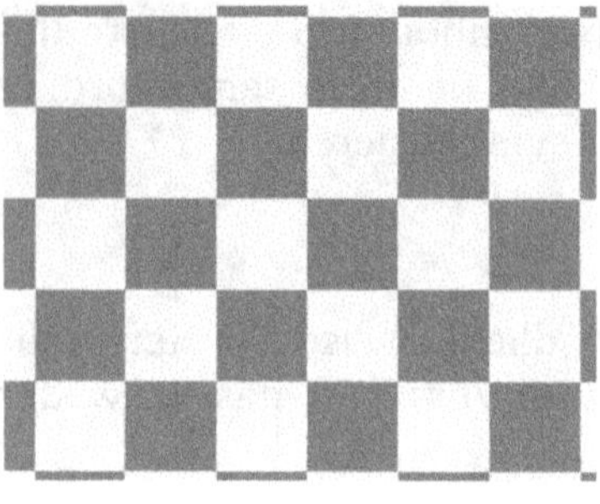

Also ist das Brahman auch in uns versteckt. Jetzt symbolisiere ich dieses, in uns versteckte Brahman mit einem kleineren Ausschnitt des unendlichen Schachbrettmusters. Es ist das gleiche Muster wie oben, lediglich ein anderer Ausschnitt davon. Das Muster ist wirklich nur ein Symbol für die unendliche Ordnung des Brahman.

9. Die höchste Realität

Das Brahman, der Gott, der in allen wohnt, erfüllt die Wünsche von denen, die es so wahrnehmen. Von innen heraus erfüllt es ihre Wünsche. Dabei handelt das Brahman nicht, sondern es lässt handeln. Es ist nur der Zeuge, aber alles geschieht unter seiner Aufsicht, so wie es sein soll. Das funktioniert so, weil Brahman allgegenwärtig ist, an allen Orten und zu allen Zeiten und in allen Wesen. Überall ist Brahman, versteckt als das innere Selbst aller Wesen. Es ist aber auch wichtig, Brahman so wahrzunehmen, denn das bringt Freude. Daher empfiehlt die vedische Wissenschaft, dies immer so wahrzunehmen. Das bringt ewige Freude.

Das erklärt die Śvetāśvatara Upaniṣad in den Versen 6.11 – 6.13:

एको देवः सर्वभूतेषु गूढः

सर्वव्यापी सर्वभूतान्तरात्मा ।

कर्माध्यक्षः सर्वभूताधिवासः

साक्षी चेता केवलो निर्गुणश्च ॥११॥

eko devaḥ sarvabhūteṣu gūḍhaḥ

sarvavyāpī sarvabhūtāntarātmā

karmādhyakṣaḥ sarvabhūtādhivāsaḥ

sākṣī cetā kevalo nirguṇaś ca //11 //

6.11 Er ist der eine Gott, versteckt in allen Wesen, allgegenwärtig, das innere Selbst aller Wesen, das alle Aktivitäten beaufsichtigt, in allen Wesen wohnt, das Zeuge ist, nur Bewusstsein und ohne Eigenschaften.

एको वशी निष्क्रियाणां बहूना -

मेकं बीजं बहुधा यः करोति ।

तमात्मस्थं येऽनुपश्यन्ति धीरा-

स्तेषां सुखं शाश्वतं नेतरेषाम् ॥१२॥

eko vaśī niṣkriyāṇāṃ bahūṇām

ekaṃ bījaṃ bahudhā yaḥ karoti

tam ātmasthaṃ ye 'nupaśyanti dhīrās

teṣāṃ sukhaṃ śāśvataṃ netareṣāṃ //12 //

12. Er ist der eine, nichthandelnde Herrscher von vielen, die eine Saat, die viele wird. Den Unterscheidungsfähigen, im Selbst gefestigten, die ihn wahrnehmen, ihnen gehört ewige Freude, nicht den anderen.

नित्यो नित्यानां चेतनश्चेतनाना -

मेको बहूनां यो विदधाति कामान् ।

तत कारणं सांख्ययोगाधिगम्यं

ज्ञात्वा देवं मुच्यते सर्वपाशैः ॥१३॥

nityo nityānāṃ cetanaścetanānām

eko bahūnāṃ yo vidadhāti kāmān

tat kāraṇaṃ sāṃkhyayogādhigamyaṃ

jñātvā devaṃ mucyate sarvapāśaiḥ //13 //

6.13 Er ist der Ewige der Ewigkeiten, der Bewusste allen Bewusstseins, der Eine, der die Wünsche von vielen erfüllt. Er ist der Ursprung des Sāṃkhya- und des Yoga-Wegs, die leuchtende Intelligenz, die von allen Fesseln befreit.

Dieser eine, in allen Wesen versteckte Herrscher erscheint als das innere Selbst. Die Wesen sind nur durch verschiedene Abschirmungen dieses einen Selbst unterschiedlich. Das Selbst im Inneren der Wesen ist aber für alle gleich. Im folgenden Bild habe ich acht verschiedene, konzentrische Abschirmungen des inneren Selbst gezeichnet. Sie haben innen einen Durchlass, so dass das innere Selbst erkannt werden kann. Die Abschirmungen verdecken zwar das Selbst, aber nicht vollständig. Im Inneren versteckt, wie in einer Höhle, kann immer noch das höchste Selbst erkannt werden. Im Bild ist es wieder durch das Schachbrettmuster symbolisch dargestellt.

9. Die höchste Realität

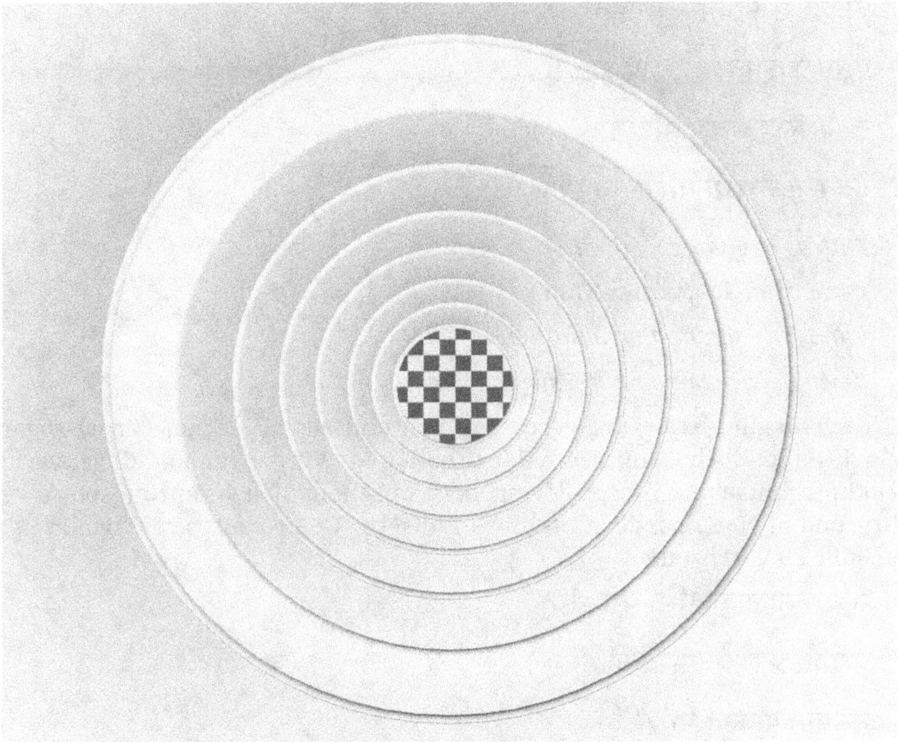

Das gleiche symbolische Bild werden wir später noch aus verschiedenen Blickwinkeln betrachten. Zunächst einmal erscheint das Selbst als das Innerste jedes Wesens, das heißt jedes Individuums. Jedes dieser Wesen unterscheidet sich von den anderen Wesen nur durch die besondere Beschaffenheit seiner Abschirmungen (die grauen Ringe). Im inneren Selbst sind sie alle gleich (das gleiche Schachbrettmuster).

Auf welche Weise dieser mächtigste Eine alle beherrscht, auch diejenigen, die sich als Götter oder Herrscher über alle anderen Herrscher betrachten, beschreibt die Śvetāśvatara Upaniṣad in den Versen 6.5 - 6.9. Alle besitzen ihre Macht doch nur als Reflektion der unendlichen Macht des Einen, des Absoluten, des unendlichen Brahman.

आदिः स संयोगनिमित्तहेतुः

परस्त्रिकालादकलो ऽपि दृष्टः ।

तं विश्वरूपं भवभूतमीड्यं

देवं स्वचित्तस्थमुपास्य पूर्वम् ॥५॥

ādiḥ sa saṃyoganimittahetuḥ

parastrikālādakalo 'pi dṛṣṭaḥ

taṃ viśvarūpaṃ bhavabhūtam īḍyaṃ

devaṃ svacittastham upāsya pūrvam //5//

6.5 Der Beginn ist er, der vereinigte Urgrund aller Ursachen. Er ist sogar als das unendliche Ungeteilte der drei Zeiten (Vergangenheit, Gegenwart, Zukunft) zu sehen. Dieser Formgeber von Allem, der verehrungswürdige Urgrund allen Seins, der Gott, der in unserer Gehirnsoftware[93] wohnt, ist in Fülle zu verehren.

स वृक्षकालाकृतिभिः परो ऽन्यो

यस्मात प्रपञ्चः परिवर्तते ऽयम् ।

धर्मावहं पापनुदं भगेशं

ज्ञात्वात्मस्थममृतं विश्वधाम ॥६॥

sa vṛkṣakālākṛtibhiḥ paro 'nyo

yasmāt prapañcaḥ parivartate 'yaṃ

dharmāvahaṃ pāpanudaṃ bhageśaṃ

jñātvātmastham amṛtaṃ viśvadhāma //6//

6.6 Er ist unendlich anders als die Zeitschwingung des Weltenbaums, wodurch sich die sichtbare Welt dreht. Er ist der Bringer des Guten und

---

[93] Citta, was sonst recht ungenau als Geist übersetzt wird, übersetze ich präziser mit dem Begriff Gehirnsoftware, also all den Daten und Anweisungen welche die Gehirnfunktion bestimmen. Mehr dazu gibt es in meinem Buch Gehirnsoftware und in Göttliche Magie Band 2.

Beseitiger der Sünden, der Herr des Schicksals, die unserem Selbst innewohnende Intelligenz, die unsterbliche Heimat von Allem.

तमीश्वराणां परमं महेश्वरं

तं देवतानां परमं च दैवतम् ।

पतिं पतीनां परमं परस्ताद्

विदाम देवं भुवनेशमीड्यम् ॥७॥

tam īśvarāṇāṃ paramaṃ maheśvaraṃ

taṃ devatānāṃ paramaṃ ca daivataṃ

patiṃ patīnāṃ paramaṃ parastād

vidāma devaṃ bhuvaneśam īḍyam //7//

6.7 Dieses Unendliche im besten Herrscher, im großen Herrscher, dieses Unendliche in den Göttern und im Göttlichen, das Unendliche in den Herrschern der Herrscher, welches unendlich über ihnen steht, ihn, den verehrungswürdigen Gott, den Herrscher der Welt, möchten wir kennen.

Damit hat die Śvetāśvatara Upaniṣad eine einfache aber präzise Beschreibung der Beziehung zwischen dem absoluten Unendlichen Ω und allen anderen, davon reflektierten Unendlichkeiten geliefert. Sie alle sind auch unendliche Herrscher, dennoch steht das absolute Unendliche immer jenseits von ihnen und über ihnen. Sie können es lediglich reflektieren. Die Upaniṣad beschreibt das absolute Unendliche nun weiter.

न तस्य कार्यं करणं च विद्यते

न तत्समश्चाभ्यधिकश्च दृश्यते ।

परास्य शक्तिर्विविधैव श्रूयते

स्वाभाविकी ज्ञानबलक्रिया च ॥८॥

na tasya kāryaṃ karaṇaṃ ca vidyate

na tatsamaś cābhyadhikaś ca dṛśyate

parāsya śaktirvividhaiva śrūyate

svābhāvikī jñānabalakriyā ca //8//

6.8 Von ihm sind kein Körper und keine Organe bekannt, niemand wird ihm gleich oder höher gesehen. Es ist zu hören, dass er vielfältige, unbegrenzte Macht hat, die innewohnende Stärke des Wissens und der Handlung.

न तस्य कश्चित पतिरस्ति लोके

न चेशिता नैव च तस्य लिङ्गं ।

स कारणं करणाधिपाधिपो

न चास्य कश्चिज्जनिता न चाधिपः ॥९॥

na tasya kaścit patir asti loke

na ceśitā naiva ca tasya liṅgaṃ

sa kāraṇaṃ karaṇādhipādhipo

na cāsya kaścij janitā na cādhipaḥ //9//

6.9 Es gibt in der Welt keinen Herrscher über ihn, niemanden, der ihn regiert, nicht einmal irgendein Zeichen von ihm. Er ist die Ursache des Herrschers über den Beherrscher der Organe. Er hat keinerlei Eltern, noch irgendeinen Meister.

Unsterblichkeit durch die Erkenntnis des Brahman

Die höchste Erkenntnis führt zum Brahman. Sie beginnt mit dem Yoga und der letzte Schritt führt zum Brahman. Das sagt die Maha Upaniṣad in den Versen 5.42 und 5.43:

ते स्थिता भूमिकास्वासु स्वात्मलाभपरायणाः ।

मनःप्रशमनोपायो योग इत्यभिधीयते ॥४२॥

te sthitā bhūmikāsvāsu svātmalābhaparāyaṇāḥ /

manaḥpraśamanopāyo yoga ityabhidhīyate //42//

5.42 Es gibt ausgezeichnete Stufen zum Erreichen des eigenen Selbst. Die Methoden zur Beruhigung der Gehirnsoftware werden im Yoga betrachtet.

सप्तभूमिः स विज्ञेयः कथितास्ताश्च भूमिकाः ।

एतासां भूमिकानां तु गमं ब्रह्माभिधं पदम् ॥४३॥

saptabhūmiḥ sa vijñeyaḥ kathitāstāśca bhūmikāḥ /

etāsāṃ bhūmikānāṃ tu gamaṃ brahmābhidhaṃ padam //43//

5.43 Es wird gesagt, dass dieser sieben Stufen kennt und die Stufen, genau diese Stufen, führen zum Schritt, der Brahman genannt wird.

Das folgende Bild zeigt, wie das innere Selbst (Ātman) identisch mit Brahman ist.

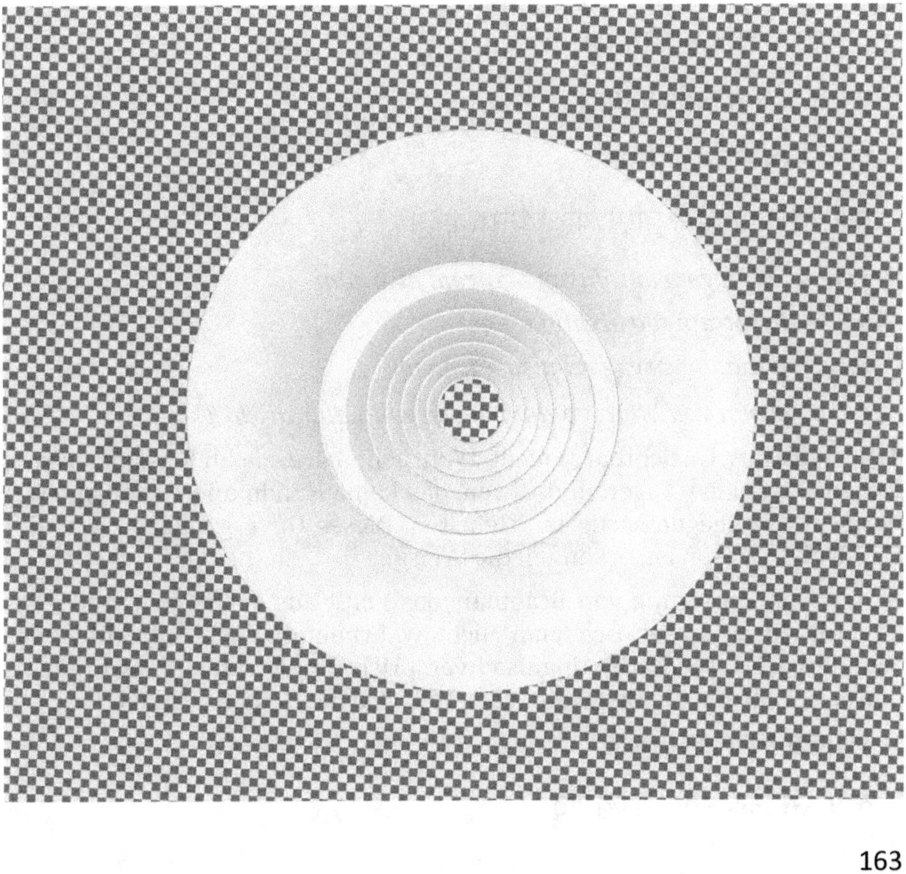

Das innere Selbst ist das gleiche Schachbrettmuster, welches sich auch außen fortsetzt. Die acht konzentrischen Ringe beschreiben das Individuum, seine Eigenheiten und Besonderheiten. Damit schirmt das Individuum die höchste Realität ab und sieht sich als getrennt davon. Wer jedoch die Einheit des inneren Selbst (Ātman) und der Gesamtheit von allem (Brahman) erkannt hat, sieht das große Bild korrekt.

Die Muṇḍaka Upaniṣad beschreibt im Vers 1.1.6 die unfassbaren Besonderheiten des Brahman und dass es von den Weisen (Dhīrāḥ) erkannt wird. Die Weisen sind die Unterscheidungsfähigen. Das Wort Dhīrāḥ kommt von Dhi, dem Verstand, und Irā, der Göttin der Sprache. Es sind also diejenigen, die ihren Verstand gebrauchen, um mit dem Verstand richtig zu unterscheiden, und ihre beste Sprache, um dies richtig auszudrücken. Das können nur die Weisen.

यत्तदद्रेश्यमग्राह्यमगोत्रमवर्ण-

मचक्षुःश्रोत्रं तदपाणिपादम् ।

नित्यं विभुं सर्वगतं सुसूक्ष्मं

तदव्ययं यद्भूतयोनिं परिपश्यन्ति धीराः ॥६॥

yat tad adreśyam agrāhyam agotram avarṇam

acakṣuḥśrotraṃ tad apāṇipādam

nityaṃ vibhuṃ sarvagataṃ susūkṣmaṃ

tad avyayaṃ yad bhūtayoniṃ paripaśyanti dhīrāḥ //6 //

1.1.6 Was das Unsichtbare, nicht Wahrnehmbare, nicht Klassifizierbare, Farblose ist, ohne Augen und Ohren, das keine Hände und Füße hat, ewig herrscht es allgegenwärtig im Kleinsten. Dieses Unvergängliche, was der Schoß aller Wesen ist, erkennen die Weisen.

Aus der Verehrung von Brahman, das heißt aus der respektvollen Erkenntnis, dass dieses Brahman nicht wahrnehmbar ist, entsteht etwas Wunderbares. Die Kaṭha Upaniṣad verspricht im Vers 1.3.15 als Ergebnis dieser Verehrung die Befreiung vom Tod, also die Unsterblichkeit.

अशब्दमस्पर्शमरूपमव्ययं

तथाऽरसं नित्यमगन्धवच्च यत्

अनाद्यनन्तं महतः परं ध्रुवं

निचाय्य तन्मृत्युमुखात् प्रमुच्यते ॥१५॥

aśabdam asparśam arūpam avyayaṃ

tathā'rasaṃ nityam agandhavacca yat

anādy anantaṃ mahataḥ paraṃ dhruvaṃ

nicāyya tanmṛtyumukhāt pramucyate //15//

1.3.15 Wer das wie klanglos, ungreifbar, formlos, unvergänglich, dauernd wie ohne Geschmack und ohne Geruch verehrt, ohne Anfang und ohne Ende, stets unendlicher als das Große, der wird aus dem Maul des Todes befreit.

Die Kaṭha Upaniṣad erklärt im Vers 2.3.14 wie es geschieht, dass ein Sterblicher hier und jetzt unsterblich wird. Sie beschreibt die Ursache dieser Verwandlung im Herzen des Sterblichen.

यदा सर्वे प्रमुच्यन्ते कामा येऽस्य हृदि श्रिताः

अथ मर्त्योऽमृतो भवत्यत्र ब्रह्म समश्नुते ॥१४॥

yadā sarve pramucyante

kāmā ye 'sya hṛdi śritāḥ

atha martyo 'mṛto bhavaty

atra brahma samaśnute //14//

2.3.14 Sobald alles wegfällt, was die Sehnsucht in diesem Herzen nährt, wird der Sterbliche jetzt unsterblich und hier erreicht er Brahman.

Einheit von Ātman und Brahman

Ātman und Brahman sind gleich. Warum werden sie als verschieden wahrgenommen? Es liegt an einer eingeschränkten Sicht. Dies möchte ich mit dem Bild aus einer anderen Perspektive verdeutlichen. Das eine unendliche Feld von Brahman wird von Überlagerungen überdeckt. Sie sind wie Wolken, die sich aus dem Meer gebildet haben. Sie sind der gleiche Stoff, das gleiche Prinzip, aber undurchsichtig. So behindern sie die klare Sicht auf die Realität.

Dieses Undurchsichtige ist die Māyā, eine Täuschung, Sie ist wie ein großes kosmisches Spiel. Täuschung ist die Essenz dieser undurchsichtigen Überlagerungen. Die einzige ewige Realität ist das allem zugrundeliegende Brahman. Alle Überdeckungen sind auch aus ihm entstanden, so wie Wolken aus dem Meer. Sie verbergen die korrekte Sicht auf die Realität. Die vedische Literatur empfiehlt, den Durchblick zu bewahren und das große Bild zu sehen. Das hat großartige Auswirkungen. Wir sollen uns also nicht in die Täuschungen verstricken lassen.

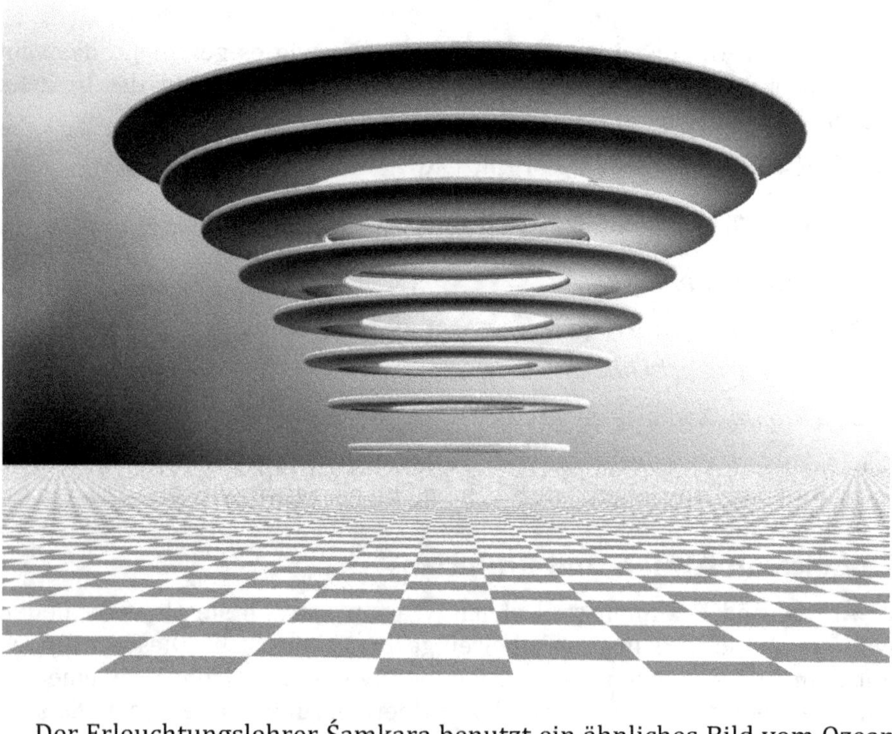

Der Erleuchtungslehrer Śaṃkara benutzt ein ähnliches Bild vom Ozean und den Wellen im Vers 497 in der Viveka Cūḍāmaṇi:

मय्यखण्डसुखाम्भोधौ बहुधा विश्ववीचयः

उत्पद्यन्ते विलीयन्ते मायामारुतविभ्रमात् ॥४९७॥

mayyakhaṇḍasukhāmbhodhau bahudhā viśvavīcayaḥ
utpadyante vilīyante māyāmārutavibhramāt ॥497॥

497. In mir ist die ganze Freude des Ozeans in vielfältiger Weise zu entdecken, so wie im Universum Wellen erzeugt und zerstört werden durch das Spiel der Winde der Māyā.

Im Vers 243 der Viveka Cūḍāmaṇi zitiert Śaṃkara eine wichtige Aussage der vedischen Wissenschaft. Sie kommt immer wieder in den Śruti vor. Die Śruti sind das Gehörte. Sie sind der ursprüngliche, völlig authentische Teil der Veden und der vedischen Literatur. Dazu gehören die vier Veden und die Upaniṣad und einige andere Texte.

Das Gehörte ist deswegen authentisch, weil es von erleuchteten Sehern, den Ṛṣi (Rischi), gehört wurde. Es ist also nichts vom Menschen Erdachtes, sondern die gehörte Urschwingung des Alls, welche soweit als möglich in die menschliche Sprache übersetzt wurde.

In diesem Vers 243 und den folgenden geht es um die Bedeutung der Aussage ‚Das bist Du', welche gründlich verstanden werden sollte. Mit dem ‚Das' ist die Gesamtheit von Allem, das Brahman gemeint, mit dem ‚Du' dein wahres Selbst, Ātman.

तत्त्वंपदाभ्यामभिधीयमानयो:

ब्रह्मात्मनो: शोधितयोर्यदित्थम् ।

श्रुत्या तयोस्तत्त्वमसीति सम्यक्

एकत्वमेव प्रतिपाद्यते मुहु: ॥२४३॥

tattvaṃpadābhyāmabhidhīyamānayo:

brahmātmano: śodhitayoryadittham ।

śrutyā tayostattvamasīti samyak

ekatvameva pratipādyate muhu: ॥243॥

243. Durch die zwei Wörter ‚Das' und ‚Du' sollen jeweils Brahman und Ātman verstanden werden, welche in Reinheit so von den Śruti durch ihr

‚Das bist Du‘ wirklich als eine exakte Gleichheit immer wieder bestätigt werden.

Im nächsten Vers erklärt Śaṃkara genauer, was mit dieser Gleichheit gemeint ist. Es ist nur eine Gleichheit des Prinzips (dharmiṇ), nicht seiner Ausdrucksformen. Zwei verschiedene Ausdrucksformen des gleichen Prinzips können sogar wie Gegensätze erscheinen. Es kommt also auf die beabsichtigte Bedeutung des Wortes Gleichheit an, nicht auf seine wörtliche Bedeutung.

ऐक्यं तयोर्लक्षितयोर्न वाच्ययोः

निगद्यतेऽन्योन्यविरुद्धधर्मिणोः ।

खद्योतभान्वोरिव राजभृत्ययोः

कूपांबुराश्योः परमाणुमेर्वोः ॥२४४॥

aikyaṃ tayorlakṣitayorna vācyayoḥ

nigadyate'nyonyaviruddhadharmiṇoḥ /

khadyotabhānvoriva rājabhṛtyayoḥ

kūpāṃburāśyoḥ paramāṇumervoḥ //244//

244. Ihre Gleichheit ist als beabsichtigt, nicht als wörtlich gemeint, so wie ein Prinzip in Gegensätzen erscheint, wie beim Glühwürmchen und der Sonne, beim König und dem Diener, beim Brunnen und dem Ozean, beim unendlich kleinen Teilchen und dem Berg Meru (dem Zentrum des Universums).

Im Folgenden erklärt Śaṃkara dann, dass die scheinbaren Verschiedenheiten nicht real sind, sondern nur durch Überlagerungen entstehen. Der Herrscher des Alls hat seine Māyā, also seine illusionäre Macht.

Was ist Māyā? Wir können es wieder aus seinen Silbenbestandteilen ergründen. Mā bedeutet ‚nichts‘ und yā bedeutet ‚diejenige‘. Māyā ist also nicht nur das Nichts, sondern es ist eine bestimmte Art von Nichts. Das drückt die Silbe yā aus. Māyā ist die Macht, die dem Nichts innewohnt. Es ist eine Illusion ohne wirkliche Realität. Dennoch spielt sich die ganze Schöpfung in dieser Illusion ab. Sie ist nicht echt, denn es ist nur ein kosmisches Spiel, das Spiel der Schöpfung. Aus Māyā entsteht Mahat, die Berechenbarkeit der Naturgesetze, die innere Ordnung der Natur, daraus dann alle Naturgesetze und die gesamte manifestierte Schöpfung.

Beim Menschen hingegen sind es die fünf Hüllen, die seine Illusionen sind. Das sind die Hülle des Essens, also der grobstoffliche Körper, dann die Prāṇa-Hülle, welche dem Atem und den Bewegungen zugeordnet ist. Darin gibt es noch die Manas-Hülle, welche der Sinnessteuerung und Aufmerksamskeitslenkung entspricht. Darin versteckt ist die Vijñāna-Hülle, welche Wissen, Weisheit und den Verstand verkörpert. Die innerste Hülle ist dann Ānanda, die Wonne oder Glückseligkeit. Das sind die Illusionen, mit denen sich der Mensch definiert.

Sowohl der beste Herrscher als auch der Mensch haben ihre Überlagerungen des einen wahren Selbst. Beim einen ist es die Māyā, beim anderen die fünf Hüllen.

Das Viveka Cūḍāmaṇi des Erleuchtungslehrers Śaṃkara beschreibt diese zwei Arten von Überlagerungen im nächsten Vers 245.

तयोर्विरोधोऽयमुपाधिकल्पितो

न वास्तवः कश्चिदुपाधिरेषः ।

ईशस्य माया महदादिकारणं

जीवस्य कार्यं शृणु पंच कोशाः ॥२४५॥

tayorvirodho'yamupādhikalpito

na vāstavaḥ kaścidupādhireṣaḥ /

īśasya māyā mahadādikāraṇaṃ

jīvasya kāryaṃ śṛṇu paṃca kośāḥ //245//

245. Diese Verschiedenheit zwischen ihnen wird durch eine Überlagerung erzeugt, die nicht echt ist. Was ist diese Überlagerung? Für den Herrn ist es Māyā, die Ursache von Mahat und was daraus folgt. Für die Funktion der individuellen Seele, höre zu, sind es die fünf Hüllen.

एतावुपाधी परजीवयोस्तयोः

सम्यङ्निरासे न परो न जीवः ।

राज्यं नरेन्द्रस्य भटस्य खेटकः

तयोरपोहे न भटो न राजा ॥२४६॥

etāvupādhī parajīvayostayoḥ

samyaṅnirāse na paro na jīvaḥ /

rājyaṃ narendrasya bhaṭasya kheṭakaḥ

tayorapohe na bhaṭo na rājā //246//

246. Diese zwei sind die Überlagerungen des Höchsten und der individuellen Seele. Wenn sie völlig beseitigt sind, gibt es keinen Höchsten und keine individuelle Seele. Wenn das Königreich des Königs und der Schild des Soldaten weggenommen werden, gibt es weder König, noch Soldat.

Damit wird nun wirklich deutlich, dass es nur das eine höchste Selbst gibt. Jede Form von Unterschiedlichkeit, die da erkannt wird, ist nur Überlagerung, die ihrer Natur nach nicht real ist.

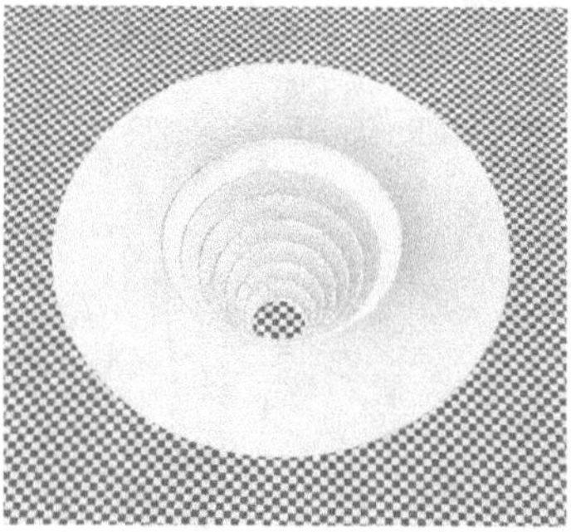

Das ist die Bedeutung des Bildes. Das Brahman entspricht dem unendlichen Schachbrettmuster. Ātman, das eine wahre Selbst, entspricht dem kleinen runden Ausschnitt, den ein Individuum durch seine Hüllen hindurch von dieser Unendlichkeit wahrnehmen kann. Beide sind völlig identisch, wenn die Überlagerungen durchlässig werden oder sogar ganz verschwinden.

Die Śvetāśvatara Upaniṣad beschreibt Brahman in ihrem Vers 6.17. Nur er allein weiß, die Welt zu beherrschen und zu beschützen.

स तन्मयो ह्यमृत ईशसंस्थो

ज्ञः सर्वगो भुवनस्यास्य गोप्ता ।

य ईशे ऽस्य जगतो नित्यमेव

नान्यो हेतुर विद्यत ईशनाय ॥१७

sa tanmayo hy amṛta īśasaṃstho

jñaḥ sarvago bhuvanasyāsya goptā

ya īśe 'sya jagato nityam eva

nānyo hetur vidyata īśanāya //17//

6.17 Er, der sich als identisch mit diesem [Brahman] kennt, ist wirklich unsterblich. Er bleibt der Herr, der Beschützer aller Wesen dieser Welt. Er ist der ewige Herrscher der Welt, denn kein anderer weiß, sie zu beherrschen.

Der praktische Zugang zum Brahmanbewusstsein

In seinem Brahmānucintanam empfiehlt Śaṃkara im Vers 25 eine kontemplative Meditation auf das Brahman. Das Wort anucintanam, welches ich hier mit Kontemplation übersetzt habe, bedeutet ein Nachsinnen über eine Tatsache. Es ist eine Kontemplation über die tatsächliche Realität. Es ist ein Erkennen der Realität. Es ist ein aktiver Bewusstwerdungsprozess.

सर्वज्ञोऽहमनन्तोऽहं सर्वेशः सर्वशक्तिमान् ।

आनन्दः सत्यबोधोऽहमिति ब्रह्मानुचिन्तनम् ॥२५॥

sarvajño'hamananto'haṃ sarveśaḥ sarvaśaktimān /

ānandaḥ satyabodho'hamiti brahmānucintanam //25//

25. Allwissend bin ich, unendlich bin ich, alle Herrscher, allmächtig, Glückseligkeit, Wahrheit, Erkenntnis, all das bin ich. Das ist die Kontemplation von Brahman.

Im Vers 10 beschreibt Śaṃkara die Auswirkungen dieser Meditation:

क्षणं ब्रह्माहमस्मीति यः कुर्यादात्मचिन्तनम् ।

तन्महापातकं हन्ति तमः सूर्योदेयो यथा ॥१०॥

kṣaṇaṃ brahmāhamasmīti yaḥ kuryādātmacintanam /

tanmahāpātakaṃ hanti tamaḥ sūryodeyo yathā //10//

10. Wer sogar für einen Moment selbst die Kontemplation ‚Das Brahman bin ich' ausführt, dessen großen Sünden sind aufgelöst, wie durch das Scheinen der Sonne die Dunkelheit verschwindet.

Das ist die göttliche Magie! Sie kann alles bewirken. Schnell! Sogar ein Moment dieser Kontemplation hat einen magischen Effekt.

Im Vers 5 hat Śaṃkara bereits vorher beschrieben, wie weit die göttliche Magie geht. Wer immer diese Kontemplation anwendet, wird zu allem und niemand kann über ihn oder über sie herrschen. Das gilt sogar für die Naturgesetze, die Devā. Auch sie können nicht mehr über ihn oder sie herrschen.

अहं ब्रह्मास्मि यो वेद स सर्वं भवति त्विदम् ।

नाभुत्या ईशते देवास्तेषामात्मा भवेद्धि सः ॥५॥

ahaṃ brahmāsmi yo veda sa sarvaṃ bhavati tvidam /

nābhutyā īśate devāsteṣāmātmā bhaveddhi saḥ //5 //

5. Ich bin Brahman, wer das kennt, der wird aber all dieses. Kein Wesen kann ihn beherrschen. Sogar zum Selbst der Devā wird er.

Perfektion bringt Frieden

Wenn jemand sich selbst mit all diesen wunderbaren Qualitäten von Brahman gleichsetzt, muss er zwangsläufig zur Erkenntnis kommen, dass diese Qualitäten unmöglich in einem individuellen Selbst erfüllt sein können. Nur das Eine, das alles Umfassende kann diese Qualitäten wirklich in sich vereinigen.

Solange jemand diese Qualitäten, die nur die Reflektion des Einen sind, sich selbst als einem von der Ganzheit getrennten Individuum zuschreibt, hat er die Kontemplation noch nicht richtig zu Ende gebracht. Es ist wichtig, dass dieser Erkenntnisprozess zur Perfektion gebracht wird, denn dann bin ich nicht mehr ein getrenntes Individuum, sondern nur das eine Selbst.

Es gibt nur das eine Selbst. Ātman = Brahman. Da gibt es keinen Konflikt zwischen zwei Mächtigen. In dem einen Selbst sind alle vereint. Es geht hier also nicht um einen Wettstreit, Krieg, etc. Es geht nicht darum, besser als andere sein zu wollen. Es geht nicht darum, sich als Individuum über andere zu erheben, sondern es geht darum, sich als das eine Selbst von allen zu erkennen.

Das Selbst handelt nicht und bewertet nicht. Daher kann es in keinerlei Konflikt kommen. In dem einen Selbst sind wir alle gleich. Das dürfen wir erkennen. Daraus entsteht Frieden!

Reflektionen der absoluten Glückseligkeit

In einigen anderen Textstellen führt Śaṃkara noch genauer aus, was absolute Glückseligkeit bedeutet. Auch ein mächtiges Wesen, wie der Schöpfer unseres Universums, Brahmā (langes ā am Ende) genießt nur einen Teil der unendlichen Glückseligkeit von Brahman.

Die Wesen unterscheiden sich durch das Maß an Glückseligkeit, das sie genießen. Das haben wir schon im Kapitel 4 entdeckt, als wir den Blick nach oben zur letzten Wahrheit gerichtet haben. Da gab es eine Einteilung der Grade von Glück, welche die verschiedenen Wesen genießen können. Das höchste messbare Glück genießt Brahmā. Darüberhinaus gibt es aber noch die unendliche Glückseligkeit von Brahman.

Diese Anteile an der Glückseligkeit beschreibt Śaṃkara in einem weiteren Text, dem sogenannten Ātmabodhaḥ. Das Wort Ātmabodhaḥ bedeutet Selbst-Erkennen. Im Vers 58 steht:

अखण्डानन्दरूपस्य तस्यानन्दलवाश्रिताः ।

ब्रह्माद्यास्तारतम्येन भवन्त्यानन्दिनोऽखिलाः ॥५८॥

akhaṇḍānandarūpasya tasyānandalavāśritāḥ /

brahmādyāstāratamyena bhavantyānandino'khilāḥ //58//

58\. Von dieser Glückseligkeit in ungeteilter Form genießen Brahmā und weitere nur einen Teil an Glückseligkeit, wodurch sie ihren entsprechenden Anteil daran haben.

Das Reflektionsprinzip

Dieses Prinzip, einen Anteil an der Unendlichkeit zu haben, kennen wir auch schon aus der Mathematik. Es ist das Reflektionsprinzip der Mengenlehre, das ich in den letzten beiden Abschnitten von Kapitel 8 vorgestellt habe. Es besagt, dass alle Eigenschaften der höchsten Unendlichkeit Ω auch in niedrigeren Unendlichkeiten vorkommen müssen. Die höchste Unendlichkeit wird also reflektiert und zeigt einige ihrer Eigenschaften in den niedrigeren Unendlichkeiten, welche in der Mathematik auch die großen Kardinalzahlen heißen.

Eine solche Eigenschaft wäre zum Beispiel die Glückseligkeit. Hier verlassen wir die höhere Mathematik gleich wieder und gehen lieber zur vedischen Wissenschaft, denn sie kennt die Glückseligkeit. Die Mathematik kennt diese noch nicht.

Unendliche Glückseligkeit

In ihren Reflektionen der höchsten Unendlichkeit, welche die Wesen, wie zum Beispiel der Schöpfer Brahmā erkennen, haben sie nur einen Teil der unendlichen Glückseligkeit von Brahman. Somit haben sie nur ihren entsprechenden Anteil daran.

Um das höchste Brahman vollständig zu sein, empfiehlt die Kaivalya Upaniṣad im Vers 10, keine Unterteilung vorzunehmen und das höchste Selbst ohne Ausnahme in allen Wesen zu sehen:

सर्वभूतस्थमात्मानं सर्वभूतानि चात्मनि ।

सम्पश्यन्ब्रह्म परमं याति नान्येन हेतुना ॥१०॥

sarvabhūtasthamātmānaṃ sarvabhūtāni cātmani /

sampaśyanbrahma paramaṃ yāti nānyena hetunā //10//

10. Das Selbst in allen Wesen und alle Wesen im höchsten Selbst zu erkennen, dadurch geht man zum unendlichen Brahman, nicht durch andere Mittel.

Das ist die richtige Methode, nämlich nur die Ganzheit von Brahman zu erfassen. Jede Unterteilung in Teilbereiche führt sofort wieder zu einer Reflektion über Brahman und damit zu einer Einschränkung der Glückseligkeit, des Bewusstseins und der gelebten Realität.

9. Die höchste Realität

Die Auswirkung der ungeteilten Erkenntnis des Brahman verdeutlicht Śaṃkara auch im Manīṣāpañcakaṃ (= fünf Überzeugungen). Im Vers 5 fasst er seine sichere Überzeugung zusammen:

यत्सौख्याम्बुधिलेशत इमे शक्रादयो निर्वृता

यच्चित्ते नितरां प्रशान्तकलने लब्ध्वा मुनिर्निर्वृतः ।

यस्मिन्नित्यमुखाम्बुधौ गलितधीर्ब्रह्मैव न ब्रह्मविद्

यः कश्चित्स सुरेन्द्रवन्दितपदो नूनं मनीषा मम ॥५॥

yatsaukhyāmbudhileśata ime śakrādayo nirvṛtā

yaccitte nitarāṃ praśāntakalane labdhvā munirnirvṛtaḥ /

yasminnityamukhāmbudhau galitadhīrbrahmaiva na brahmavid

yaḥ kaścitsa surendravanditapado nūnaṃ manīṣā mama //5//

5. Sogar ein kleiner Tropfen dieses Ozeans der Glückseligkeit würde Indra (= Herrscher der Naturgesetze) und seine Devā (= Naturgesetze) von ihren bisherigen Freuden abbringen. Das, worauf die Weisen ihre Gehirnsoftware ausrichten, ohne an irgendetwas anderes zu denken, bringt ihnen den höchsten Frieden und sie sind losgelöst von allem anderen. In diesem ewigen Ozean der Glückseligkeit bleibt nach dem Dahinschmelzens des Verstands nur noch Brahman und es gibt keinen Kenner des Brahman. Wer immer so ist, dem würde sogar Indra die Füße verehren. Das ist meine sichere Überzeugung.

Aus dieser Einheit mit Brahman erwächst den Weisen also eine liebevolle Verehrung durch alle Naturgesetze einchließlich ihres Anführers Indra. Auch im Upadeśasāhasrī (= Tausend Lehren) beschreibt Śaṃkara dieses gleiche Prinzip. Die Methode besteht darin, das unendliche Selbst, welches Brahman ist, als das eigene Selbst (Ātman) anzunehmen. Dies hat sofortige, unendlich starke Auswirkungen. So steht es im Vers 18.73 der Tausend Lehren:

जीवश्चेत्परमात्मानं स्वात्मानं देवमञ्जसा ।

देवोपास्यः स देवानां पशुत्वाच्च निवर्तते ॥७३॥

jīvaścetparamātmanaṃ svātmānaṃ devamañjasā /

devopāsyaḥ sa devānāṃ paśutvācca nivartate //73 //

18.73. Wenn ein Individuum das unendliche Selbst als das eigene Selbst (annimmt), dann kehrt er um. Er, der vorher von den Devā (= Naturgesetzen) kontrolliert wurde, wird sofort von den Devā verehrt.

Ātman ist Brahman. Das ist die Meisterschaft über die Naturgesetze! Das ist die Essenz der göttlichen Magie!

Das höchste Bewusstsein heißt auch Brahmanbewusstsein. Das Individuum hat seine Einheit mit Brahman erkannt. Mit dieser Erkenntnis sind wir nun bereit, in der richtigen Sicht die Erschaffung der Welt nachzuvollziehen. Im nächsten Kapitel[94] wenden wir uns der ganzen Vielfalt zu, die wir mit göttlicher Magie hervorragend meistern können.

Wir beginnen mit der ersten Ursache der Vielfalt und vollziehen dann nach, wie sich die Vielfalt völlig systematisch entwickelt. Da gibt es keinen Zufall. Der Schöpfungsprozess der Vielfalt in der Einheit hat System. Dieses System werden wir genau erforschen. Auf dieser Basis können wir die ganze Welt verstehen lernen.

Göttliche Magie ist kein Glaubenssystem, sondern vielmehr ein gründliches Wissen aller Zusammenhänge in der Welt. Aufgrund dieses Wissens können wir Effekte erreichen, die von anderen als magisch betrachtet werden. Für uns wird es lediglich die Anwendung dieses grundlegenden Wissens sein.

Aus Wissenschaft entsteht Technologie. Aus dem Verständnis von allem entsteht die Fähigkeit, alles zu beeinflussen. Es ist eine universelle Technologie, die wunderbare Wirkungen hat. Das ist die göttliche Magie. Sie wird den Himmel auf Erden bringen.

[94] Im ersten Kapitel von Göttliche Magie Band 2

www.ingramcontent.com/pod-product-compliance
Lightning Source LLC
Chambersburg PA
CBHW070601010526
44118CB00012B/1405
* 9 7 8 0 9 9 5 5 9 6 1 8 4 *